"通"向健康

主编 赵家有 宋春生 张 颖

全国百佳图书出版单位

中国中医药出版社

·北 京·

图书在版编目（CIP）数据

"通"向健康 / 赵家有，宋春生，张颖主编.

北京：中国中医药出版社，2025.9.

ISBN 978-7-5132-9819-3

Ⅰ . R212

中国国家版本馆CIP数据核字第202544T558号

中国中医药出版社出版

北京经济技术开发区科创十三街 31 号院二区 8 号楼

邮政编码　100176

传真　010-64405721

河北盛世彩捷印刷有限公司印刷

各地新华书店经销

开本 880×1230　1/32　印张 7　字数 129 千字

2025年9月第1版　2025年10月第1次印刷

书号　ISBN 978-7-5132-9819-3

定价　37.00元

网址　www.cptcm.com

服 务 热 线　010-64405510

购 书 热 线　010-89535836

维 权 打 假　010-64405753

微信服务号　zgzyycbs

微商城网址　https://kdt.im/LIdUGr

官 方 微 博　http://e.weibo.com/cptcm

天猫旗舰店网址　https://zgzyycbs.tmall.com

如有印装质量问题请与本社出版部联系（010-64405510）

《"通"向健康》编委会

主　编　赵家有　宋春生　张　颖

副主编　宋　填　邹和德　张鹤坤

　　　　　曹　芮

编　委（按姓氏笔画排序）

　　　　马永杰　文晓刚　刘寒飞

　　　　许莉莉　汪　旸　张雅鹏

　　　　陈文康　林　伟　周思彤

　　　　赵紫琪　徐浩然　高国建

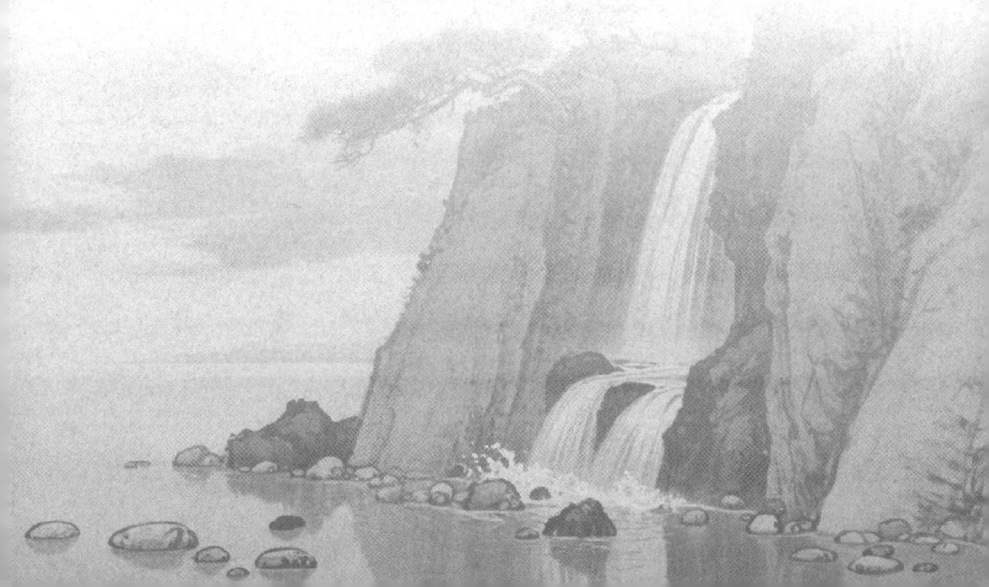

"穷则变，变则通，通则久。"《周易·系辞》

"大川赴海，贵在奔通。"《吕氏春秋》

"相通则治进，相闭则治退。"《〈国闻汇编〉叙》

"持中通四方，守正达九州。"《"通"向健康》

"长江九曲通幽，银河直下逢生"《"通"向健康》

前言

近年来，人们的健康养生意识不断增强。中医"治未病"理念在养生保健方面具有独特的优势，备受青睐。做好中医药健康科普，提升公众健康素养，是预防疾病、节约医疗资源的有效途径之一。笔者据《素问·痿论》"发为肌痹，传为脉痿""痹而不仁，发为肉痿"等论述，结合多年临床经验，凝练提出"因痹治痿"病机及"通痹治痿法"，痹的病机本质为不通，而痿的本质是功能下降，以该病机指导辨治多种病证，取得了较为理想的疗效。同时，该病机对养生保健亦有指导价值。

《"通"向健康》以该病机为指导，分为三章。

第一章以中国传统文化经典语句和中医经典理论为基础，阐释"通"的含义，引经据典阐释"通"对于健康的意义，"不通"导致的常见病及相关养生保健方法。《黄帝内经》中许多经典条文论述了"通"与"不通"的重要意义。例如，

《素问·上古天真论》记载:"二七而天癸至,任脉通,太冲脉盛,月事以时下,故有子。"此句指出女子14岁时,任脉通畅,月经来潮,是正常受孕的前提条件。又如,《素问·生气通天论》记载"开阖不得,寒气从之,乃生大偻……营气不从,逆于肉理,乃生痈肿",表明寒气内侵血脉,可致伛偻,气血不通,流连肌肉之间,日久可致疮瘘之病。

第二章以视、听、吃、动等感觉或行为分类,总结了与"通"相关的养生保健方法,可供日常保健参考运用。其中,第二节介绍了多种药食同源中药。如《本草新编》称山楂可"去滞血,行结气",制作成山楂粥,既保留了山楂的功效,同时融入大米的滋补效果,可"通气血"而达到保健效果。

第三章以"通"为主线,以疾病为主题,介绍了冠心病、高血压、失眠、便秘等常见病证及其中医养生保健方法。以冠心病为例,首先介绍了中医如何认识本病,如《灵枢·厥病》记载"厥心痛,与背相控""痛如以锥针刺其心""真心痛,手足清至节,心痛甚,旦发夕死,夕发旦死";进而描述其中医病因病机,如饮食不节、情志失调等，并结合临床实际案例、生活场景、自然现象等加以解释；最后针对性提供桃仁粥、点按内关穴、掐按郄门穴等养生保健食谱或方法。

本书受到中国中医科学院科技创新工程课题（CI2023C018YL，CI2023E002T-17）、国家自然科学基金面上项目（82274337，82574855）的资助，特向课题资助方表示感谢！邹和德、曹芮、张鹤坤、张雅鹏、陈文康、马永杰等研究生协助主编做了整理工作，向他们表示感谢！感谢中国中医药出版社编辑在本书编写过程中给予的指导和帮助。本书的养生理念和方法供大家参考，如有明确病症请及时就医或在医师指导下选择适合的方法。本书不足之处，敬请各位读者批评指正。

赵家有　宇春生　张巍

2025 年 9 月

目 录

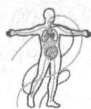

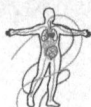

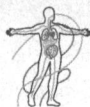

通 向健康

第一章
流水不腐：
"不通则百病生"

　　本章介绍了通与健康的关系，共分为三部分。首先，我们从文字角度介绍了"通"与健康的内涵及其关系，使得大家对"通"与健康有一定的感性认识；其次，从中医学角度深入浅出地诠释"通"对于人体健康的重要意义，以及人体内各种"通道"与"关口"；最后，介绍了体内物质与脏腑不通是如何导致人体发病的。

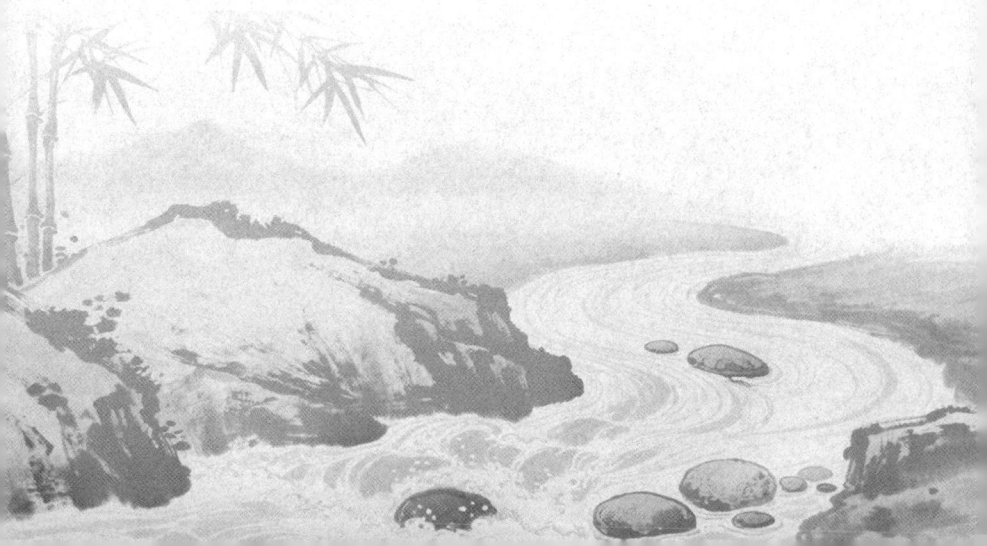

第一节　健康相通

什么是健康的真谛呢? 首先我们从文字角度阐述一下"健"和"康"。

古时, 一条通路为"道", 两条通路为"歧", 四通为"衢", 六通为"康", 八通为"庄", 四通八达即为康庄大道。"康"具有道路顺畅、四通八达之意。

"健"为强而有力,"天行健, 君子以自强不息"。

人体与自然之道是相通的。《吕氏春秋》记载:"流水不腐, 户枢不蠹。"经常流动的水就不会腐臭, 经常转动的门轴就不会被虫蛀, 就是说经常运动、流通的事物不容易受到外物的侵蚀, 这便是流水与门轴的"健康"。同样, 身心健康, 也需要"通"起来。药王孙思邈《千金翼方》便指出:"行气之道, 礼拜一日勿住, 不得安于其处以致壅滞。故流水不腐, 户枢不蠹, 义在斯矣。"

可见, 健康的真谛就是人体脏腑经络、气血津液运行通畅, 生生不息。此即《黄帝内经》所谓:"人受气于谷,

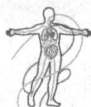

谷入于胃，以传与肺，五脏六腑，皆以受气。其清者为营，浊者为卫，营在脉中，卫在脉外。营周不休，五十而复大会，阴阳相贯，如环无端。"

为了让大家认识中医所讲的"通"，让我们追本溯源先了解"通"字。甲骨文多为图画文字中演变而成，象形程度高，且一字多体，笔画不定。我们列举了"通"字的甲骨文，见图1。"通"为形声字，主要侧重于形符"彳"，读chì，与行走有关；"甬"，读yǒng，表示道路贯通。那么"通"的本意为道路贯通，后来慢慢演变，还包括了生活中人们交流顺畅等意思。

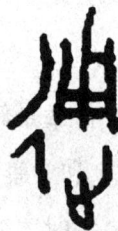

图1　通（甲骨文）

《周易·系辞》指出："往来不穷谓之通。"《说文解字》中说："通，达也。""通"为没有阻碍，可以穿过，用工具戳，使不堵塞，有路达到，可以引申为通顺。"通"不仅可以表示一种状态，也可以是一种动作；不仅能表述具体事物，也能描述人的精神思维意识。比如对事物、现象，或知识彻底明了、懂得叫作"通"，如人们经常说的"想通了"；交通网络和信息四通八达，不闭塞叫作"通"，如畅通无阻、消息灵通等；在中医学中，人体经络气血畅通，无往不达，无处不到，且往来交接贯通，循环无端，维持人体的正常生理活动和功能也叫作"通"，如"气脉常通""任脉通，太冲脉盛，月事以时下""天地之至数，合于人形血气，通决死生"等。

我们再把"通"与"痛"字结合来看。这两个字都有一个相同部分——"甬"。南唐徐锴《说文解字系传》记载"甬之言涌也，若水涌出也"，意如泉水涌出的样子。因此，这个字本身就含有贯穿、相通的含义。而"甬"字作为"通"与"痛"的声部，自然就可以将这两个字联系起来。痛的部首为"疒"，读 nè 或是 chuáng，其甲骨文见图2，像人生病躺在床上的样子，是重病的意思。这就更体现"通"的内涵了，人不动了、不通畅了，就会得重病，通了自然会身康体健。中医讲的"痛则不通，通则不痛"，就是这个道理。

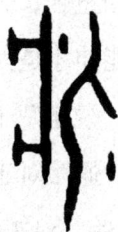

图2　痛（甲骨文）

古时候，人们就意识到了"通"的重要作用。例如，《周易》六十四卦中有泰卦和否卦。泰卦之所以是吉卦，就是因为"天地交而万物通也"；否卦之所以是凶卦，就是因为"天地不交而万物不通也"。所以，《周易》倡导"穷则变，变则通，通则久"，意思是事物发展到了极点时则变化，变化则通达，能通达，则能恒久，强调了通在事物发展中的重要作用。

《周易·系辞》还记载："化而裁之谓之变，推而行之

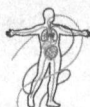

谓之通。"这强调了变通在成功中的重要性，指要通过变通来处理事务。在自然界和人类社会中，变化是永恒的，无处不在的。变通是一种思维方式，要想取得成功，就必须将变通的理念贯穿到各个方面，推广到各个领域。变通才是长久与成功的关键。比如，在个人发展上，要发展就需要灵活变通。三国时期魏国大将邓艾讲过他"出身寒微，并非耻辱；能屈能伸，方为丈夫"。他是牧羊出身，中年才担当重任，人生的起伏正印证了这句名言：灵活变通，能屈能伸才是大丈夫。

《"通"向健康》是以"通"为核心观念，和大家分享"通"对于健康的重要性，"不通"对健康的危害，以及"通法"对于疾病预防、养生保健及治疗的意义。通过理解"通"的内涵，了解简便易学的通法，认识疾病，防治疾病，保持健康。

第二节　人体之通及对于健康的意义

一、通与人体及健康的关系

（一）人与自然相通，身体通畅才能健康

"人与天地相参。"生活在天地间，人无时无刻不与天地进行着多种多样的沟通。这种沟通是通过目、口、鼻、皮肤等有形的通道进行的。人之形禀受于天地，说到底，也就是人的整个身体来自天地，是天地的一部分。

中医四大经典之一的《黄帝内经》记载的"天食人以五气，地食人以五味……气和以生，津液相成，神乃自生"，就是上述的意思。五气，指臊、焦、香、腥、腐五种"天之气"。五气通过人的鼻窍吸入。五味，指酸、苦、甘、辛、咸五种"地之味"。五味通过口进入人体。五气与五味

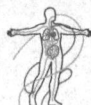

相合，产生气、血、津液供养人体，实现"神乃自生"。

天地的自然变化，如四季、昼夜晨昏、日月星辰、地理环境都在影响着人，而人在漫长的进化过程中，也在不断地适应着天地的变化，也就形成了所谓的"天人相应"。

《灵枢·五癃津液别》记载："天暑衣厚则腠理开，故汗出……天寒则腠理闭，气涩不行，水下流于膀胱，则为溺与气。"意思是说，春夏阳气发泄，气血易趋向于体表，故皮肤松弛，疏泄多汗；秋冬阳气收藏，气血易趋向于里，表现为皮肤致密少汗多尿。《素问·四时刺逆从论》又言："春气在经脉，夏气在孙络，长夏气在肌肉，秋气在皮肤，冬气在骨髓中。"意思是，人体的经气运行会随着季节改变有深浅的区别。

虽然没有像四季那样明显，但昼夜寒温变化对人体仍有一定的影响。《素问·生气通天论》说："故阳气者，一日而主外，平旦人气生，日中而阳气隆，日西而阳气已虚，气门乃闭。"是说，人体阳气白天多趋向于表，夜晚多趋向于里。

地理环境同样影响着人。《素问·异法方宜论》说："东方之域……故其民皆黑色疏理……南方者……故其民皆致理而赤色。"东方多干燥，东方之人多食鱼盐，皮肤相对比较致密；南方多潮湿，南方人多食酸与发酵食物，皮肤纹理比较疏松。

天人相应,说到底是人与自然相通的结果。

人通于天地,人体内处处离不开"通",这是人体健康的基石。《愚公移山》是先秦《列子》中的一则寓言故事,可以说是家喻户晓。大家都会被愚公的那句"子子孙孙无穷匮也"所激励。

《愚公移山》中有这样一段话:"惩山北之塞,出入之迂也,聚室而谋曰:'吾与汝毕力平险,指通豫南,达于汉阴,可乎?'"意思是,愚公苦于北面山区的阻塞,出来进去都要绕道,于是就和家里人商议说:我跟你们尽力挖平险峻的大山,(使道路)直通豫州南部,到达汉水南岸,可以吗?

为什么愚公要穷极子子孙孙之力也要移山呢?这里给出了答案,终究是因为太行、王屋两座大山的阻塞,阻碍了愚公与外界的沟通联系,使他们的生计受到了很大的限制和影响。曾经偏远地区的一句经济发展口号——"要想富先修路",正是说明交通的必要性。"指通豫南,达于汉阴","通""达"可以让愚公一家与"豫南""汉阴"产生地理的联系,走出大山,以物换物也好,求学也罢,这样愚公一家才能有更好的发展。

在人体内部,通达产生联系,联系形成整体。

中医思维中一个很重要的理念就是整体观念。中医把人体看作一个有机整体,人体中的各个脏器组织都是相互

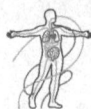

联系、相互影响的。

医圣张仲景在《金匮要略》中说："上工治未病，何也？师曰：夫治未病者，见肝之病，知肝传脾，当先实脾。""上工"也就是高明的医生，善于治疗未发之病。如果一个人肝出现问题，因为肝会影响到脾，所以要提前强健脾脏。那么为什么肝病会影响到脾呢，就是因为"知肝传脾"，也就是说肝和脾之间有邪气传递的通道，木旺克土，导致肝病传脾。中医更多的时候不是"头痛医头，脚痛医脚"，而是强调联系，注重整体，重视脏腑组织之间的相互影响。

正是人体脏腑之间存在的气血津液供给、五行相生相克等各种各样的联系将脏腑组织紧密地联系到一起，汇聚成完整的人体。西医学中，遍布全身的神经与血管将人体各处紧密联系起来，大脑可以通过神经感知疼痛，同时又可以传出神经兴奋，使身体做出反应。肺吸入新鲜的空气，依赖血液在血管中的不停流动，氧气被运送到各个器官、组织、细胞。

相互联系是由"通"来决定的，只有人体中各个脏腑、经络之间的道路通畅，才能实现脏腑、经络之间正常的物质及信息的运行与传递，达到中医所谓的"阴阳平衡，气血调和"。与"要想富先修路"的道理一样，要想健康先保证身体通畅。

"通"可以说贯穿了人的各个方面。《灵枢·决气》说："两神相搏，合而成形，常先身生，是谓精。""两神相搏"的意思是男女媾合，男女的生殖之精相合而成新的生命。胎儿在出生前需要在体内接受母亲气血的滋养。这种气血供给需要母体气血的通畅。婴儿出生后，为了达到身体健康的状态，也就是开篇所说的身体强而有力、脏腑强劲，脏腑、骨骼、筋脉、肌肉、皮毛等气血津液濡润滋养是必要的，即"通而成形"。

人体精、气、血、津液等精微物质的充足，亦需要脏腑功能通畅。比如肺与气道、胃与肠的通畅，肺可以吸入新鲜空气，胃肠可以吸收营养物质，在生成气血津液之后，需要经络、三焦、腠理等通道的通畅才能正常输布。另外，肺呼出的浊气、皮肤散出的水分、胃肠排泄的食物残渣，也需要身体各部分的通畅，才能正常排出。所以，整个代谢过程都离不开"通"。只有身体各部分通畅，人体的代谢才能正常，人体脏腑才能强健，达到健康的状态。

（二）适度的"通"才有益健康

"中和"思想承古蕴新，源远流长，是具有中华民族特色的传统文化思想之一。其始于先秦儒家思想，首见于《中庸》："喜怒哀乐之未发，谓之中；发而皆中节，谓之和。

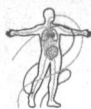

中也者，天下之大本也；和也者，天下之达道也。致中和，天地位焉，万物育焉。""执两用中"，"中"字体现了不偏不倚、无太过、无不及的趋向，追求动态平衡。取"中"强调用中致和，取"和"是协调分歧，达成和睦一致，体现一种和谐状态。

如果把"通"看作一种状态的话，对于人体，也要求"中和之通"。通之不足即趋向于不通之闭，而通之太过也会损伤人体，导致气血津液等营养与精微物质的流失。

《素问·举痛论》记载："炅则腠理开，荣卫通，汗大泄，故气泄。""炅"的意思是日光，字形为"太阳下有火"，这里指火热邪气。火热邪气旺盛，就会导致皮肤毛孔打开，体内的水液就会以汗液的形式，过度排出体外。中医讲"津能载气"，"炅"就会导致气的大量外泄。在盛夏，天气过热，在外活动的人们中暑时大量出汗，全身无力，就是过度的"通"导致气液流失的情况。

消化道也存在过度"通"的情况。当消化道内有邪气，人体的调节机制可以将有害邪气排出体外，比如我们吃了不干净的食物会腹泻、呕吐。从人体将不干净的食物排出体外的角度看，拉肚子、呕吐是好事情，但排出有害物质的同时，人体内部的正常水液也会被排出体外，同样会导致气的耗散。如多次腹泻后，常出现双腿发软、浑身无力的情况。

总之，“通”是健康所必需的，但要通而有度。这个“度”就是有利于人体正气发挥作用且不受损害。

（三）人的形体与“神”气源于通

《素问·上古天真论》言：“女子七岁，肾气盛，齿更发长；二七而天癸至，任脉通，太冲脉盛，月事以时下……七七，任脉虚，太冲脉衰少，天癸竭，地道不通，故形坏而无子也。”

女子在 14 岁时，月经按周期排出，是因为天癸来到，任脉通畅。女子 49 岁时，“形坏”是因为“任脉虚，太冲脉衰少，天癸竭”导致“地道不通”，月经停止，不能生育。

那么所谓的“形”是什么意思呢？《辞源》中，“形”有形象、形体、形状、容貌、形势、地势、显露、表现、对照等意思。

“形”最常见的意思是指形质、形体。《周易·系辞》曰：“在天成象，在地成形，变化见矣。”在中医学中，“形”一般指人血肉有形躯体，包括五脏六腑、四肢百骸、五官九窍等有形的结构。

对女性来说，“地道不通”常指经闭，绝经。“形坏”则是身体不再壮实，五脏六腑、四肢百骸、五官九窍，无

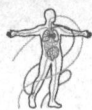

论是在形态上，还是在功能上都出现虚衰，也就是衰老的表现。"不通"导致"形坏"，也就是说"形"要依靠"通"来维持。

"通而成形"，就是说五脏六腑、四肢百骸、五官九窍这些有形结构的形态和功能正常，需要滋养他们气血津液的通道通畅，同时需要他们本身的气机通畅。《灵枢·决气》记载"两神相搏，合而成形，是谓精"，后面岐伯紧接着回答了什么是气、津、液、血、脉，如"上焦开发，宣五谷味，熏肤、充身、泽毛，若雾露之溉，是谓气"，也就是说"气"熏蒸皮肤，充养身形，濡润毛发，像雾气和露水灌溉大地，身体才得以成形。

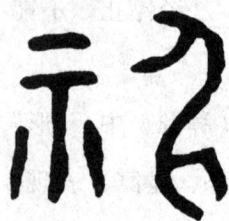

图3 神（甲骨文）

"通"产生形体也就是人的躯体，而人体各部密切配合，完成复杂的生理活动和功能就需要"神"的参与。谈到"神"，我们先来看"神"字的来源，见图3。

"神"字左边的"示"在商周时期是供台、祭台的意思，是由古代祭台的形状演化而来。甲古文"神"右侧的"申"字由中间长曲线和两边短线组成，如闪电之形态故"申"本意为"电"。"示"与"申"结合，表达了大地之上的凡人对无可测度的天神的供奉、祭奠、尊崇。随着岁月流逝，"神"渐渐地又演化出了新的含义。

人们对于一切难以理解的自然、生理现象，都会将其人格化为有灵性的事物。我们不难从鬼斧神工、钟灵毓秀、天造地设这些词语中看出古人将神奇的自然现象归功于上天的神明。

观察"申"的字形不难发现，"申"中的一竖正是从天而降的闪电的形象描绘。这就是"申"和闪电的"电"字形相似的原因。"电"字最后一笔是个类似"乙"的这种有钩的形状，这也许和闪电分叉有关吧。同时，"申"还有"陈述"的含义，这是因为古人认为闪电是上天神明发怒的一种表达方式。

所以，我们平时所说的"神"是自然界的主宰，同时也指自然界变化莫测的神奇规律。

明白这一点，中医的"神"就好理解了。中医的"神"是身体的主宰，是身体各种复杂奇妙的规律，这种主宰人体运行的规律我们称为广义的"神"。

《素问·灵兰秘典论》说："心者，君主之官，神明出焉。"《灵枢·邪客》说："心者，五脏六腑之大主，精神之所舍也。"也就是说，"神"出自于心，同时"神"潜藏于心，心为君主之官，是"皇帝"，管理着五脏六腑，所以有了"心神"的概念。

精神、意识、思维是人体狭义的"神"，简单地说就是人的精神状态。那么人的精神情志状态，是可以通过外在

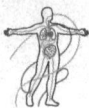

表现观察到的。"传神阿堵"是出自《世说新语·巧艺》的一则成语，意思是画人物的时候，人的神韵全在眼睛上。眼睛最能体现一个人的精神意识思维。我们判断一个人精、气、神足不足，看人的眼神是否明亮、清澈，是否凝聚不涣散就能知道，当然面容、体态、言语情况也能判断人体内在的"神"。

产生"神"的是心。精、气、血、津液是养五脏之"神"的物质基础。前面我们说"通而成形"。"形"包括五脏、精、气、津液等，这些有形的脏腑及营养物质又是形成"神"的物质基础，所以"神"的产生亦离不开"通"。

再者，"神"发挥主宰作用也是通过五脏对全身脏腑组织、气、血、精、津液的调控实现的。这种调控离不开这些物质在身体通道中畅通流转，可以总结为"通以达神"。

谈到"神"，我们简单聊聊情志的概念以及对人体的影响。

七情是喜、怒、忧、思、悲、恐、惊七种情志的变化。情的意思是情感和情绪。

七情的基础是脏腑气血精微。有些人整天喜滋滋，可以认为这个人心胸阳气充盛，气机条畅。苏轼在《江城子·密州出猎》中说："酒酣胸胆尚开张。鬓微霜，又何妨！"可能很多喝酒的人都有这种体验，喝酒好像可以使得心胸开阔，心中喜悦，忘掉不开心的事，不然怎么会有人借酒消愁呢？喝了酒的人往往豪情万丈，心潮澎湃。这是因为酒有温通行散的作用，可以激发心胸阳气、条畅心胸气机。这也是苏轼喝酒后，扫去外任苦闷，豪言"鬓微霜，又何妨"的原因。

同时，七情也是人体对外界刺激的一种反应。这种反应由心神主导，这里的心神其实还包含大脑的功能。以"喜"为例，一个人凡是得到满足意愿的事物，就会引起肯定性质的情绪，产生"喜"。这种满足意愿的事物就是产生"喜"的外界刺激。

再有，情绪反过来是可以影响身体内部脏腑气血运行的。"喜"可以使心胸乃至全身气机调达通畅，正所谓"人逢喜事精神爽"。但就像饮酒一样，凡事要有度，中医说"喜则气缓"，过度"喜"会导致心气涣散，我们都知道范进中举，高兴过头了，心气涣散，神不守舍，人就疯掉了。

人体脏腑通过运化气血精微，产生了最基本的情志。在未受到外界刺激时，人基于这种脏腑气血的基础，会维持相对平稳的情感和情绪状态，而这些稳定的情绪表现也是性格的一部分。比如，有的人天性安静，有的人活泼开朗，还有的人容易急躁。当受到外界事物刺激时，脏腑气血的基础状态与刺激因素相互作用，就会催生出特定的情绪。这种情绪的产生，既可能是下意识的本能反应，也可能是经过大脑思考后的情绪表达。例如，当遇到不合心意

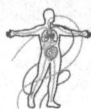

的事情时，有人会瞬间怒火中烧，即"一下子就火了"；也有人会在反复思量后，愈发觉得恼怒，也就是"越想越窝火"。这些情绪的产生，实则是心神与大脑等一系列复杂生理机制共同作用的结果。

这种变化的情绪反过来又会影响脏腑及气血津液运行。比如，《黄帝内经》讲"怒则气上"，岳飞在《满江红》里说"怒发冲冠"，由此可见，发怒时血和气都会向上冲。

在《三国演义》中，周瑜为人忠义，才华横溢，战场上英勇善战，但当他遇到天纵奇才诸葛亮时，心中的性格缺陷被激发。这种强烈的负面情志，反过来使体内气血阻滞不畅，最终，周瑜在"既生瑜，何生亮"的悲叹中含恨而亡。虽然《三国演义》在此情节上存在一定的艺术加工成分，但从中不难看出，情志的通畅与否，对人体健康的影响真实且巨大。

二、人体的"生命线"

"通衢广陌"出自唐代牛僧孺的传奇小说集《玄怪录》。书中有这样的记载："二使者押绍之后，通衢广漠，杳不可知际，行五十许里。""通衢"指四通八达的道路。"漠"通"陌"，意为田间小路。"通衢广陌"就是形容道路四通八达。

前面我们讲，只有"通"才能使身体各部分产生联系，行气血以成人体之形，进而产生意识精神思维乃至全身的主宰之神。"通"是以通道为基础的，人体内部存在各种有形无形的通道，可以说是阡陌交通、通衢广陌。

（一）经络

我们人身体中的通道之一就是经络。经络是经脉和络脉的统称。经络中"经"为主干，"络"为分支，就像通衢广陌中"衢"是大路，"陌"是小路一样。

《释名》中说："经，径也，如径路无所不通。"经脉大体纵向循行，是经络系统的主干。《说文解字》中说"络，絮也"，形容络脉细密繁多。《灵枢·脉度》说："支而横者为络。"所以，络脉是经脉的分支，错综联络，遍布全身。

《管子·水地》说："水者，地之血气，如筋脉之通流者也。"这里，《管子》将水流比喻为人体的血气，而经脉具有流通功能。《管子》为春秋时期管仲所著。可见，在春秋时期，人们已经意识到人体内部如水流一般的经络系统了，只不过还没有明确提出经络，此处的"筋脉"有经脉的意思。

《黄帝内经》对经络有明确的描述，如《灵枢·本

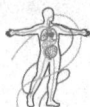

脏》说"经脉者，所以行血气而营阴阳，濡筋骨，利关节者也"，又《灵枢·海论》说"夫十二经脉者，内属于脏腑，外络于肢节"，意思是说，经脉通行气血来营养筋骨关节，同时十二正经可以联系全身脏腑、肢体、关节，也就是我们所说的"通则成形"，"通"才建立了联系，形成整体。

（二）三焦

相对于经络的耳熟能详，大家对三焦可能比较陌生。简单地说，三焦有两方面的含义：一种是单独的腑，另一种是划分人体上、中、下三个部位。

《难经·三十八难》说："所以腑有六者，谓三焦也，有原气之别使，主持诸气。"这里面的意思是三焦是一个腑，是通行元气的通道。三焦被称为"孤府"，简单地说是因为五脏六腑往往相互对应，像脾对应胃、肺对应大肠、心对应小肠、肝对应胆、肾对应膀胱，而三焦作为六腑之一，没有相对应的脏，所以称为"孤府"。

三焦还是运行水谷精微的通道。《素问·六节藏象论》记载："脾胃、大肠、小肠、三焦、膀胱者，仓廪之本，营之居也，名曰器，能化糟粕，转味而入出者也。"

《素问·灵兰秘典论》指出："三焦者，决渎之官，水道出焉。"《灵枢·本输》说："三焦者，中渎之府也，水道出焉，属膀胱，是孤之府也。""渎"是水沟的意思。"中渎之府，水道出焉"是说三焦是体内运行水液的通道。"属膀胱"是说膀胱是人体的一个蓄水池，和三焦相连，膀胱相当于湖泊，三焦相当于河流。

《素问·经脉别论》说："饮入于胃，游溢精气，上输于脾，脾气散精，上归于肺，通调水道，下输膀胱，水精四布，五经并行。"水液从胃到脾，到肺，再到膀胱这个蓄水池然后到达全身，这个过程的实现需要三焦作为沟通上下的通道。

三焦还指人体上、中、下三部分。人体胸部与腹部之间有一个横置的格挡，叫作横膈膜。横膈膜上为上焦，主要指胸中，包括心、肺两脏，一般也包括头面上肢。横膈膜到肚脐为中焦，中焦主要指上腹部，包括脾、胃及肝、胆等内脏。肚脐以下为下焦，下焦主要指下腹部，包括肾、膀胱及大小肠。

三焦还有上焦、中焦、下焦之说，实际上是人体代谢的三个区域。

《黄帝内经》说"上焦如雾"，是形容上焦心肺敷布气血，犹如雾露弥漫之状，灌溉并温养全身脏腑组织。

"中焦如沤"，"沤"是浸泡的意思，就是胃液浸泡食物变成食糜的过程。所谓"如沤"，是形容中焦脾胃腐熟、运

21

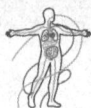

化水谷，进而化生气血。这个食糜就是经过胃的研磨、浸泡后形成的糊状的食物，以便小肠更好地消化、吸收。

"下焦如渎"，"渎"是指水沟，可理解为"下水道"。这里其实是形容下焦排泄中焦代谢过后的糟粕的过程，大肠排出大便，膀胱排出小便。

如果分别把上、中、下三焦看作三个功能模块，可以归纳为中焦产生气血，上焦输布气血，下焦排泄糟粕，上、中、下三焦联系通畅、功能配合，形成完整的代谢过程。

（三）七冲门

七冲门是胃肠道中的 7 个重要节点。

《灵枢·海论》说："胃者，水谷之海。"形象地说，胃像大锅，消化饮食物的过程相当于大锅熬粥。熬粥就是将硬质的水谷变成米糊状态的过程。胃阴、胃液相当于水，胃阳相当于火。水谷在胃中变成更容易吸收的粥的过程，中医叫作腐熟。生活中，会出现下利清谷的情况，就是大便中有未消化的食物，其实就是熬粥的火不旺，没能将水谷煮熟。

胃还有一个很重要的功能，叫胃主通降。"通"就是通畅，"降"就是下降。"通降"就是在胃气的推动作用下，腐熟的食糜可以下降到小肠。因为胃是消化的最上端，所以胃的通降会影响整个消化道，包括小肠和大肠的功能。

胃下连小肠，小肠下连大肠。小肠主要的作用是吸收营养物质和水液，然后由脾运往全身，再将残渣排到大肠，这个过程中医称为受盛化物与泌别清浊。“受盛”是接受盛纳由胃而来的食糜。“化物”是消化吸收饮食物。“泌”分泌的意思，是将食物中的液体成分分出来。“别”是小肠将营养和水液就是所谓的“清”吸收，将食物残渣就是所谓的“浊”排到大肠。食物残渣到了大肠，吸收多余的水分，形成粪便，排出体外。

以上是食物消化吸收的大概过程，饮食物进入胃肠系统要经过很多关卡，这些关卡叫作七冲门。

第一门叫飞门，“飞”通“扉”，飞门就是门扉、门扇的意思。飞门指的是口唇，是形容口唇像门扇一样，饮食由此而入。

接下来是户门，指牙齿，意思是门户，有入口必经之路的意思。吃东西的时候，口唇像门扇一样打开，然后必须经过牙齿的咀嚼才可下咽。

之后是吸门，指会厌。古人认为会厌是呼吸出入之门，故为吸门。古人云“食不言”告诉我们吃饭的时候不要说话，说话可能被呛到。为什么呢？就是因为饮食的通道和呼吸的通道在咽喉部是相通的，但是呼吸道上面有个盖子——会厌软骨，我们发音与呼吸时，会厌就会打开，在

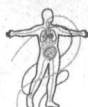

吞咽食物的过程中，如果我们说话，食物可能会误入呼吸道引发呛咳。

吸门下面是贲门。贲门是胃的上口。"贲"通"奔"，意思是食物由此经过食管奔流入"海"，前面我们说胃为水谷之海，就是食物由此处进入胃这口"大锅"。

接着是幽门，是小肠与胃的接口；后面是阑门，是大肠与小肠的接口。小肠弯弯曲曲要比胃和大肠长得多，这样才有利于饮食物充分吸收，这种曲曲折折就像山间小路，曲径通幽，所以取名幽门。而从小肠与大肠接口开始就是人体不需要的食物残渣了，这道关卡相当于一个门阑，所以叫阑门。

最后是魄门，也就是肛门。"魄"通"粕"，意指将糟粕（粪便）排出体外。

三、人体的"关隘"

"秦时明月汉时关，万里长征人未还。但使龙城飞将在，不教胡马度阴山。"这是唐代诗人王昌龄创作的《出塞二首》中的一首。提到关隘，我们往往想到的是金戈铁马、大漠孤烟，会想到边关多事，烽火不熄，抵御外族入侵。

诚然，关隘是指险要的关口，在交通要道设立防务设施，但其实关隘同样也是商贸往来，文化交流的门户。古代丝绸之路上来往的商贾不知道要经历多少道关隘，才能完成商品交换。

前文提到的七冲门，是胃肠通道上的关卡，只有这些关卡正常启闭，胃肠道才能通畅。人体还有很多"关隘"，是人与自然天地沟通的通道。

五官九窍就是人体最常见的关隘。"官"和"窍"其实还是不一样的。"官"和"窍"都是人体与外界直接相同的"关隘"。但是"官"除了通，还有其他功能。如目能视，耳能闻，鼻能吸，口能食，咽喉能发声吞咽，所以它们被称为"官"。而二阴为"窍"，只能排泄糟粕。

《素问·生气通天论》说："阴不胜其阳，则脉流薄疾，并乃狂。阳不胜其阴，则五脏气争，九窍不通。"这里的意思说人体内的阴气盛，脏腑气机失调，就会导致九窍不通，也就是说体表官窍的通畅是和体内脏腑功能相关的。

（一）耳

《灵枢·卫气》记载："窗笼者，耳也。"

耳，古称"窗笼"。"窗"指窗户，是房屋通风透气的开口。"笼"是竹子或是木条编成的盖子。看古装剧可以注意到，早前的窗户，多上下推开，然后用木棍支撑打开。

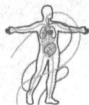

《灵枢·脉度》说："肾气通于耳，肾和则耳能闻五音矣。"

平时我们遇到耳聋、耳鸣等耳部的病变，可能是肾出了问题，因为"肾气通于耳"。其实，除了肾，心还寄窍于耳，脾主升清把营养物质上承并充养于耳，同时，耳朵还与肝胆相关，一些突发的耳聋、耳鸣很多时候是肝胆不通引起的。

（二）目

目，即眼睛。眼是接收外界图像信息的器官，眼球通过神经和大脑相连，中医称目系。

《灵枢·大惑论》中说："故邪中于项，因逢其身之虚，其入深，则随眼系以入于脑，入于脑则脑转，脑转则引目系急，目系急则目眩以转矣。"在后脑勺靠近脖子的地方有两个穴位——风池与风府，风邪易从风池、风府进入头部，引起头晕、目眩。目眩有眼睛发黑的意思。头晕和目眩总是同时出现就是脑与眼睛相连的缘故。我们在大风寒冷的天气戴围脖要围住后脑勺和颈项部，就是为了防止风邪从这两个穴位进入头部，风池、风府的"风"字也和这种情况相关。可见，目系是连接两者的道路，邪气可从眼传入大脑，大脑受邪，又可通过目系引起目眩。

我们前面讲神的时候提到,人体中最能传神的地方就是眼睛,为什么呢?因为身体五脏六腑的精气都上注于目,五脏六腑精气旺盛,能够供养人体中的神,充足的精气必然在眼睛有所体现。眼睛明亮,目光炯炯,活动灵活,这些都是神旺的外在表现。

《素问·金匮真言论》记载:"肝开窍于目。"《素问·五脏生成》说:"肝受血而能视。"在五脏中,和眼睛关系最密切脏腑是肝脏。眼睛主要依赖于肝血的濡养。肝脏像"血库",也就是中医所说的"肝藏血"。眼皮就好比肝脏工作和休息的开关,人只要闭上眼或者睡着,肝脏就开始休整,肝就能蓄积足够的血液供养身体组织。中医将这个过程描述为"人卧则血归于肝"。生活中,当用眼过度时,闭目养神或是小酣会觉得眼睛轻松很多,就是因为眼睛得到了肝血的滋养。所以说,睡眠就是一剂治病良药,充足的睡眠可以防治很多疾病。

(三)鼻

鼻,中医称明堂。明堂原意是古代帝王建造的朝会诸侯、发布政令、祭祀天帝的地方。所以,古人认为,明堂上通天象,下统万物。

鼻是肺系的最外端,是吸入天之清气,呼出体内浊气,

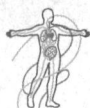

完成气体交换的通道，正和明堂功用相似。鼻还主管嗅觉，辨别香臭，并帮助发音。

《灵枢·脉度》说"肺开窍于鼻""肺气通于鼻，肺和则鼻能知香臭矣"。鼻是沟通内外的"关隘"，在内通于肺，在外通于天气，所以鼻的通畅与否往往和肺功能相关。《灵枢·本神》说"肺气虚则鼻塞不利，少气"，也就是说鼻窍是否通畅，与肺气是否充沛、宣降是否正常有关。肺气足则鼻窍通畅，肺气不足鼻窍就容易阻塞。

如果天气干燥，鼻腔就容易干燥。一是因为燥邪耗伤肺中津液，不能滋润鼻腔；二是肺像人体上部的"水箱"，可以将水液输送到鼻窍，所以，当外界干燥的邪气影响肺输送水液功能的时候，也会出现鼻腔干燥。

另外，如果肺脏存在火热邪气，循经上犯，导致细小脉络破裂，则会导致鼻衄，即俗称的流鼻血。

（四）口

口，也就是口腔。我们通常将口与唇并称。口是消化道的最上端，是进饮食、辨五味、泌唾涎、咀嚼食物和辅助发音的器官。口唇的四周，叫作四白。四白的色泽往往可以反映脾的功能强弱。所以《黄帝内经》说："脾，其华在唇四白。"

口唇是进食的开口，但是也常常会"病从口入"。中医有"饮食不节"和"饮食不洁"的说法，不节律的饮食和不洁净的饮食都会导致疾病。金元四大家之一的李东垣非常重视脾胃对人体的影响，著有《脾胃论》专门论述脾胃与各种疾病的关系。

"病从口入"是不是单指饮食问题呢？李东垣在《内外伤辨惑论》里面有一些有趣的记载。我们知道口也是可以呼吸的，用口呼吸的时候可能将外界的风寒之气吸入体内，有可能郁结在咽喉、胸膈、肠胃，引起胸闷、憋气以及一些肠胃问题。这种风寒邪气可能携带着一些传染性疾病病原体，如 SARS 病毒、新冠肺炎病毒等，进而引发传染性疾病。

（五）咽喉

咽喉是进食水、行呼吸、发声音的器官。咽喉上连口鼻，下通肺胃，是连接口腔和肺胃的通路，又为经脉循行的要冲。

我们常常把险要的关隘叫作咽喉要地。咽喉出现问题，饮食、呼吸、发音都会受到影响，几天不吃饭人还能坚持，若一刻不能呼吸就可能直接导致休克、死亡。所以，咽喉部的通畅太重要了。

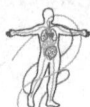

《素问·太阴阳明论》说："喉主天气，咽主地气。"这里的"喉主天气"，是说喉属于呼吸道。前面提到鼻通于天气，鼻是呼吸道的最外端，喉是呼吸道的一个重要节点，都是肺所主管的呼吸道上的重要"关隘"。

"咽主地气"是说咽在喉的后面，下面连着食管，再下面就是胃肠道，是饮食通道的一个节点。人从自然界获得营养的最主要的途径，一个是呼吸，另一个就是饮食。古人认为，肺吸入的清气来自天，而食物来自大地，所以说"喉主天气，咽主地气"。

咽喉阻塞不通往往是循行咽喉部的经络、气机出现问题，这常常与咽喉相通的肺胃、通过咽喉部的经脉有关。

肺中有热，常常会咽喉肿痛，声音重浊，嘶哑，也就是所谓的"金实不鸣"。肺五行属金，肺气鼓动声带可以发出声音。肺中有热或有邪气壅滞，叫作"金实"，这样会影响发音，因此叫作"不鸣"。

肾阴不足，虚火向上到咽喉部，会咽喉干痛。肾中阴的成分不足，就会导致阳的成分相对较多，这种过多的阳性成分就会变化成有害的火热邪气，因为这种火热是由于肾阴不足所致，所以叫虚火。火的性质是向上燃烧，会导致上部咽喉干燥疼痛。灼烧咽喉部是因为肾的经脉经过咽喉部。

咽下连胃肠，所以脾胃不和或脾胃有热，亦会导致咽喉肿痛和吞咽困难。

还有一种常见的病证为梅核气，主要表现为咽喉好像有东西阻塞，但是又找不到异物。这个病证一般是发生在情志不畅的人身上，总是不上不下，堵在咽喉部，其实是因为肝气郁结，痰气结于咽喉的缘故。

（六）二阴

前阴、后阴在下为阴，所以又叫阴窍。

前阴是男女外生殖器及尿道。中医上讲，前阴为肾之窍，是因为肾主宰排尿和生殖，而前阴是排尿和生殖的通道。《灵枢·本输》说："肾合膀胱，膀胱者，津液之府也。"膀胱是储存人体水液的脏腑之一。在肾的作用下，膀胱可以将存储的水液输布全身，多余的水液向外转为汗液，向下转为尿液。这和通常西医学中膀胱储存尿液是不同的。因为中医上的脏腑更多的是讲功能，与西医解剖学上的脏腑有区别，也就是常说的"中医之五脏非血肉之五脏"的观念。

大家可能会发现一个生理现象：夏天炎热，出汗较多，小便次数或者尿量就会减少；而在冬季，天气寒冷，汗孔常常闭合，汗比较少而尿便会增加。汗和尿都源自体内的津液，两者一多则一少。

31

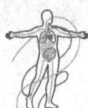

《素问·逆调论》曰："肾者水脏，主津液。"也就是说，人体内部水液代谢的动力来自肾。如果把膀胱比作储存水液的"水库"，那么肾就相当于"水泵"。肾不仅能将水液输送至膀胱，还能依据身体的实际情况，精准调节水液的输送方向，从而维持人体内部水液的平衡。因此，排尿可以看作是肾实现体内水液平衡的一个重要途径。

人们熟知肾和生殖关系密切。《素问·上古天真论》记载："二七而天癸至，任脉通，太冲脉盛，月事以时下，故有子。"女孩在 14 岁时，因为发育到一定程度，肾中精气可以催化出叫作"天癸"的物质，天癸可以促进生殖功能成熟，这时候女子开始有月经并具备生育的能力。很多人认为，腰痛就是肾虚。其理论来源为"腰为肾之府"。肾气虚衰确实可以引起腰痛，但是并不是所有腰痛都是因为肾虚。一般肾虚腰痛是酸痛或是隐痛，常常是慢性的，可能伴随头晕、耳鸣、精神疲惫等症状。

幼童尿床、老年人夜尿频繁，常常是肾虚所致。尿急、尿道灼痛的症状，多由膀胱湿热引发。男性遗精、女性白带异常及滑胎流产，也可能与肾气虚相关。这些病证的根源在于肾气不足，或受到邪气侵扰，致使前阴的"阀门"开合功能出现异常，无法正常固摄尿液、精液与胎元。这就好比水龙头使用年限过长，部件老化失修，从而关不严实，出现漏水现象一样。

胃肠道的最下端就是后阴,即魄门。大肠负责传化糟粕,"魄"通"粕",所以叫"魄门"。"传化",顾名思义,传导和变化。"传"是传送小肠传来的糟粕并引导至肛门排出体外。"化"就是将食物残渣或者说糟粕变化成粪便。所谓变化的过程就是吸收糟粕中多余水分的过程,故中医称"大肠主津"。

通常,后阴的堵通和大肠传导有关。想必大家都经历过便秘和腹泻,一个是阻滞不通,一个是过分通泄。《素问·五脏别论》有"魄门亦为五脏使"的说法。后阴功能的正常与否虽然和糟粕中的水含量,也就是大肠吸收水分功能的正常与否有关,但也受其他脏腑影响,比如肺气肃降、肾气固摄、脾气升提以及胃气降浊都会影响后阴功能。

肺气肃降,是肺有将气向下输送的功能,可以增强大肠的蠕动传导。感冒时常会出现大便不通的情况,感冒好了大便随之通畅,就是因为风寒邪气侵袭体表,影响了肺的肃降功能,导致大肠传导蠕动变弱造成的。肾呢,它有一个功能是固摄,可以防止体内的物质过度地排出体外。五更泻又名鸡鸣泄、肾泄,指凌晨 3:00—5:00 点出现腹痛、腹泻的症状是因为肾气不足,无法固摄造成的。肾阳不足,不能温养脾胃,脾升清、胃降浊功能失常,糟粕与未消化的食物通过大肠从后阴排出。

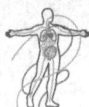

（七）腠理

腠理，大家可能听说不多，但大家可能听过《扁鹊见蔡桓公》。这是战国时期韩非子写的一篇散文，记载了蔡桓公讳疾忌医的故事，其中提到了腠理一词。扁鹊说："君有疾在腠理，不治将恐深。"蔡桓公说："寡人无疾。"等扁鹊离开后，蔡桓公说："医之好治不病以为功。""疾"，小病的意思。扁鹊认为蔡桓公病在腠理，病情尚浅。但蔡桓公不相信，认为自己没病，还嘲笑扁鹊说：医生喜欢给没病的人治病。随着时间推移，疾病深入，扁鹊又说疾病在"肌肤""肠胃""骨髓"。所以，可以看出腠理在体表，是抵御疾病最开始的部位。

腠理是什么意思呢？我们要先讲一下体表的皮肤。大家都知道皮肤覆盖于人体表面，直接与外界接触，除了手足掌外，都有毛发，所以中医上常常合称为"皮毛"。

皮肤作为人体与自然界直接接触的重要器官，不仅具备抵御外邪侵袭的能力，还能实现与自然界的沟通。在皮肤的诸多功能中，汗孔扮演着关键角色。中医将汗孔称作汗孔、玄府、气门，是皮肤与外界沟通的首要媒介。

在炎热的天气下，汗孔可以通过排汗来帮助人体散热，以维持体温的恒定。当人感冒发烧时，出汗更是一种身体自我调节、排除病邪的重要方式。这也就是为什么感冒时，即便不吃药，多喝热水，再捂紧被子出一身汗后，人就会感觉轻松许多的原因。出汗可以使阻滞在体表的风寒邪气，随着汗液一同排出体外。

此外，汗孔还有吸收自然界之气的功能。《黄帝内经》将汗孔称为"气门"，是气从体表出入的通道。这种气的交换过程，与肺的呼吸功能存在一定相似性，所以很多学者由此提出"皮肤也会呼吸"的观点。

《金匮要略·脏腑经络先后病脉证》记载："腠者，是三焦通会元真之处，为血气所注；理者，是皮肤脏腑之文理也。"肌肉之间的间隙叫作腠，又叫作肌腠；皮肤的纹理叫作理，也叫作皮理。人的皮肤有很多纹理，纹理之间穿插着肉眼不可见的孔便是汗孔。肌肉之间的间隙与之前提到的三焦（运行水液和元气）相连，这样体表就和脏腑有了联系。

腠理是皮肤与肌肉之间的间隙。它就像一条通道，气血和津液在其中运行。腠理一方面连通体表，另一方面与体内脏腑相互沟通，并且能够控制汗孔的开合，进而影响人体与外界环境的物质交换和信息交流。

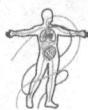

第三节　百般不通

一、精微物质不通

中医所说的人体精微物质，常常指精、气、血、津、液等。体内不通畅，精微物质不能在体内正常周流循环，堵在某个地方，身体便会出现问题。

日常生活中，我们常听到气滞两个字。

《临证指南医案·郁》记载："郁则气滞，其滞或在形躯，或在脏腑，必有不舒之现症……不知情志之郁，由于隐情曲意不伸，故气之升降开合枢机不利。""郁则气滞"中的"郁"，意思是情绪抑郁不舒畅。"气滞"是气机郁滞，气流通不畅，甚则阻滞。"隐情曲意不伸"指的是心里面有解不开的事，有难言之隐。总结来说，"郁"病得之于情志不畅，病机为气滞不通。

这种情况在妇科、男科尤为常见，疾病常由情志压抑导致，虽说是心理上的，但是会对身体造成很大的影响。叶天士谓之"气滞或在躯体，或在脏腑，必有不舒之现症"，也就是心理的"不通"导致形体的"不通"。这种不通、不散、阻滞会导致脏腑、经络功能出现问题。比如身体部位的堵、胀、满闷感，就是最常见的气滞表现。胃胀堵，就是胃中气滞；胸闷堵，就是胸中气滞，也就是"不舒之现症"。为什么情绪抑郁会导致身体气滞呢？叶天士给出了这样的回答："气之升降开合枢机不利。"意思就是情绪抑郁，影响了身体中气的运行与升降异常，自然会出现胀、堵、痛、闷等感觉。有些人喜欢生闷气，一生闷气就胃堵、胃胀、胃痛，这种情况就是"郁则气滞"的典型表现。

除了气滞，我们体内最常见的不通就是血瘀了。血瘀简单来说就是血停滞了，瘀结了。这里就不得不谈谈气和血的关系了。

"流水不腐，户枢不蠹"出自战国时期吕不韦编写的《吕氏春秋》。"流水不腐"，是说流动的水才不会腐臭。如果我们把体内的血流比做水流的话，血液不停地周流保证了血脉通畅不瘀堵。那么血液周流的动力是什么呢？人们常说"水往低处流"。这是因重力使水向低处流淌。这就是水流动的动力。而气便是血流的动力。一定意义上，气是一种能量。大家可能会想血液周流的动力应该来自心脏的

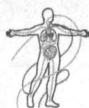

不停跳动，对的，但从中医来看，是气赋予了血液能量。这时候的血不再是静止的血，而是流动的血，是含有"气"这种动能的血。

那么，气能行血这个中医术语就好理解了。血液可以在血脉中运行全靠气的推动。所以气郁滞不通就会导致血瘀不通；气不足则无力推动，血液运行相对迟缓，也会导致血瘀不通。这就是我们常说的气滞血瘀和气虚血瘀。

《素问·举痛论》中的"寒气入经而稽迟，泣而不行"是说寒气进入经脉，因为寒气的凝滞作用导致血液运行缓慢，形成血瘀不通的状态。相反，血太热也会造成血瘀不通，为什么呢？如果血里面有热，会煎灼血里面的水液，血液就会变得黏稠，导致血液运行不畅形成血瘀。

跌打损伤、体内有痰浊也会导致血瘀不通。

不同原因引发的瘀血不通会有怎样的表现呢？中医有云："不通则痛。"一旦体内出现瘀血，便会引发疼痛。当人们因身体某个部位疼痛前往看诊时，医生常常会询问患者疼痛的位置和具体感受。这是因为医生需要依据疼痛的部位和感觉来判断疾病的性质。

我们简单介绍一下不同性质的疼痛。体内有瘀血的疼痛像被针刺一样，常常固定在一个点，称为刺痛。气滞不通导致疼痛，往往是有胀堵的感觉。如果肠胃道气滞不通，疼痛可能会在胁肋、胸部、胃脘、腹部走窜。当气机痹阻时，疼痛会非常剧烈，如刀绞一般。身体有热引起的疼痛往往有灼热的感觉。寒邪或阳气虚常常会有冷痛。体内因湿邪出现的疼痛常常会有沉重感、酸沉感。因为精血亏损出现的疼痛常常不是很剧烈，能够忍受，但是疼痛时间长，不容易消除。

除了疼痛，瘀血阻塞脉道可越积越大，最后形成肿块。清末名医王清任特别注重血瘀致病。他在著作《医林改错·积块》中曾论述"结块者，必有有形之血也"，即肿块里面必然有实体的瘀血，因为有的肿块就是瘀血逐渐形成的。

再有瘀血还可能出现肌肤甲错的情况。所谓肌肤甲错就是我们的皮肤表面像鱼鳞一样，且干燥粗糙。这是因为体内血瘀不通导致血液不能滋润和营养皮肤而导致的。

除此之外，血瘀不通的时候我们常常会看到舌头上出现紫暗的瘀点和瘀斑，这也是判断体内是否存在血瘀的依据。

中医讲："血不利则为水。"血与脉不通畅，会导致水液代谢失常。

《素问·经脉别论》记载："饮入于胃，游溢精气，上输于脾，脾气散精，上归于肺，通调水道，下输膀胱，水精四布，五经并行。"这段我们在说三焦的时候已经和大家谈过了。三焦是人体水液运行的通道，膀胱是人体下部的水库。我们喝的水以及食物中含有的水液进入胃肠，将由

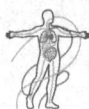

脾脏输送全身，其中一部分输送到肺，肺将一部分水液输送到体表，也就是所谓的肺宣发水液，另外一部分向下输送到膀胱这个水库，接着肾会根据情况调节体内的水液平衡，多余的水液化为尿液排出体外，如果身体缺少津液，肾就会蒸腾膀胱水库中的津液输送到肺及全身。

所以，水液在体内的运行主要依靠肺、脾、肾三个脏器，肺、脾、肾是水液运行的动力，相当于三个水泵。就像血液运行的动力，归结到脏腑上是心气的推动。当肺、脾、肾输送水液功能出现问题的时候，水液运行出现阻滞、凝聚、潴留，称为水运不通。

大多数人对"湿气"这个词是比较熟悉的，往往看到舌苔比较厚，就容易判断自己有"湿气"或是"湿气重"。但是具体湿是怎么形成？湿有什么样的特点？体内有湿浊会有什么表现？可能就不太清楚了。

可以想象下雾气蒙蒙的沼泽地。沼泽地往往是在河流、湖泊周边，是地势比较低平、排水不畅的地区，土质要比较黏重，这样水分容易聚积，不容易下渗，且这个地区往往降水量大，同时蒸发量不足。如果我们置身于沼泽之中常会有黏糊糊、湿漉漉、雾蒙蒙的感觉。湿浊、湿邪、湿气就是我们体内的"沼泽"。

《素问·至真要大论》说："诸湿肿满，皆属于脾。"湿的形成和脾有关系。前面我们讲了，脾可以将水液向全身以及肺输布。如果脾运失常,水液不能输布,长时间就会聚积成湿浊。湿浊的产生除了因为脾运失常之外,还可以因感受外界水湿之气产生。《临证指南医案·湿》中指出:"湿为重浊有质之邪。若从外而受者,皆由地之气升腾;从内而生者,皆由脾阳之不运。"

湿邪容易阻滞在胸部、腹部以及胃脘部,常导致胸闷、胃脘部和腹部阻塞胀满。湿浊在头部或肌肉里面,会导致经络阻滞不通,会出现头身困重、关节沉重疼痛、四肢乏力等。

如果说水湿是泥泞潮湿的沼泽,那么痰饮大概可以看作是积水的深潭,给人清冷不化的感觉。

痰饮是什么?生病咳嗽时咳出的痰,我们称之为有形之痰,与之相对的,是停聚在人体脏腑经络内、无法被直接看到的无形之痰。中医认为,水聚成饮,饮凝成痰。当人体内的水液大量停聚时,就形成了饮,其质地相对清稀;而饮在体内进一步凝结,便会形成质地较为黏稠的痰。实际上,痰和饮很难严格区分,它们常常混合存在,所以,中医习惯将痰和饮合称为"痰饮"。

平时咳嗽时,有时咳出一些痰后,胸闷感就会减轻,咳嗽也能暂时缓解,这是为什么呢?从中医理论来讲,当痰停聚在肺中,会阻碍肺气的正常升降。咳嗽是由各种原因导致的肺气上逆,本质上是肺主动排出病邪的过程。当

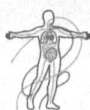

痰在气道中阻塞到一定程度，胸部的气机就会不顺畅，进而产生胸闷的感觉；而通过咳嗽将痰排出体外后，胸部气机恢复通畅，胸闷自然就得到缓解。这一原理，与西医对呼吸道感染的认知存在相通之处。

痰在胸腔里面，久之会影响心的功能，出现胸闷心悸、神昏癫狂。心悸就是心中惴惴不安，可以感觉到自己的心跳十分明显。中医讲，这是痰扰心神所致。杞人忧天出自《战国·列子》："杞国有人忧天地崩坠，身亡所寄，废寝食者。"这个整天担忧天塌下来的杞国人，大概率是心神不安，才会日日有这样的想法。神昏癫狂是神志糊涂，亢奋错乱，可以由痰迷心窍导致。我们常常用猪油蒙了心来形容贪图利益而一时糊涂的行为，虽然据说这个"猪油"可能是"祝由"的谐音，指被祝由所控制，但是痰这种黏滞凝结的形态，与猪油颇为相像。这种黏滞的东西聚积在心胸之中，不影响心神才是奇怪。

痰还能阻塞在胃、筋骨、头部以及咽喉等部位。这也是痰和饮的一个区别，即凝结的痰块可以随着气的运行无处不到，所以有"百病多由痰作祟"之说。痰在不同部位会引起不同的症状。在胃则胃不舒畅，恶心呕吐；在筋骨则阻碍四肢经络气血运行，四肢麻木；在皮下则出现或大或小的圆疙瘩，表面光滑，按之不疼，推之可移；在头部则见头昏沉重；在咽喉则为梅核气。

虽然我们把不同类型的水运不畅归纳为湿、痰、饮等，但实际上很难对它们进行严格区分。通常情况下，它们总是相互夹杂。所以，在日常生活中，我们会听到"痰湿""痰浊""水湿""湿浊"这样的说法。

二、脏腑不通

气滞不通、血瘀不通及水运不通，简单说是身体里面重要的营养物质（气、血、津液）不能正常输布，阻塞不通，以下具体介绍脏腑常见的不通情况。

（一）心与小肠不通

心之不通，往往是气血堵了，有的因为痰，有的因为寒邪，有的因为情志不畅。

《灵枢·口问》记载："忧思则心系急，心系急则气道约，约则不利，故太息以伸出之。""心系"是与心脏直接联系的脉络。"急"，拘急、拘挛、痉挛的意思。"气道约"是说气道狭窄。"太息"意为叹气、长出气。所以，这句话的意思是说一个人每天忧思抑郁过度，心之脉络拘急，导致呼吸通道狭窄不畅，引起常叹气、长出气的表现。整天

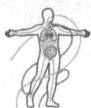

唉声叹气、情绪低落的人，一般都有心气不通，而且喜欢不自觉地捶胸口，是因为心胸气血不通畅，心气郁滞不通，捶击、叹气是在帮助气运动，可以减轻心气郁滞带来的不适。

如果身体不能正常利用、输送津液，津液堆积凝结便会形成痰湿、痰浊。肥胖的人，多喜欢吃肥腻食物，往往营养过剩，或者是因为脾运化水谷精微能力较弱，正常的营养不能利用，堆积、转变为痰浊、痰湿。痰浊性质黏滞，常阻碍心中血脉的通畅、血液的运行，导致胸闷、胸痛等症状。

中医讲"心主神明"。心中血脉不通畅，自然会影响神志。神志不清，突然昏倒、不省人事，或者思维错乱、喃喃自语等，中医一般认为是心神不能正常主宰人体的表现。

冬季气候寒冷，寒是冬季主气。唐代诗人岑参的《白雪歌送武判官归京》中有这样的诗句："瀚海阑干百丈冰，愁云惨淡万里凝。"冬寒雪景仿佛沙漠和天空的云都凝结了一样。侵袭我们身体的寒气同样有凝滞、收引的特点。所谓凝滞，就是凝结、阻滞不通的意思。所谓收引，就是收缩牵引的意思。如果人的阳气比较弱，又不注意防寒保暖，很容易受寒。寒气侵袭心脏导致心脉不通，我们叫寒凝心脉。手指冻僵，是因为手指的血运不足了，寒凝心脉则是心脏"冻僵"了。《素问·调经论》中有这样的描述："寒气积于胸中而不泻，不泻则温气去，寒独留则血凝泣，凝则脉不通。""不泻"，是寒气停留不能发散出去的意思。这句话的意思是寒气会让心中血脉凝滞不通。"不通则痛"，所以，寒凝心脉就会出现心胸疼痛。因为有寒，所以常常是冷痛。

血的运行依赖气的推动，主要是心气的推动。除了邪气因素，心气虚，推动力量不足，同样会引起血液运行迟缓甚至停滞。

什么情况下容易心气虚呢？隋代医学家巢元方在《诸病源候论·心痹候》中说："思虑烦多则损心，心虚故邪乘之，邪积而不去，则时害饮食，心里擂幅如满，蕴蕴而痛，是谓心痹。"前面我们提到思虑忧愁过度可以导致心气郁滞，同时如果思虑操劳过多，也就是操心的事太多，也会损伤心气，导致心气虚弱。其实，过度思虑还可以耗费心血，同时影响脾胃的消化功能。过度的情绪首先会损伤心，因为心主神志；同时又会损伤对应的脏腑，比如怒伤肝、思伤脾、忧伤肺、恐伤肾。学习或工作劳心太过，出现心慌、失眠、健忘、不爱吃饭、腹胀、大便不成形的情况，很可能是操劳过多导致的心脾两虚。

"心其华在面"是说心是否强健可以在面部表现出来。人的面部血管丰富，皮肤薄嫩，很容易观察气血运行状态。心推动血液运行，所以可以通过观察面部是否红润有光泽

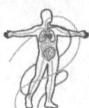

来判断心功能的好坏。"面似桃花语柔柔，立如芙蓉行若柳"，常常用来形容妙龄女子。面似桃花就是面色红润。一个人如果给人一种神采奕奕、朝气勃勃的感觉，大概率身体状态不会差。这就是中医所谓的司外揣内。

《黄帝内经》认为"心开窍于舌"，为什么呢？一方面，舌头上有丰富的血管，而且没有皮肤覆盖，相较于面部更容易观察血行情况；另一方面，舌头运动是否灵活，味觉是否正常，语言是否流利都和心有关。生活中，我们会发现心情好的时候，吃饭很香，舌头的味蕾感觉特别灵敏，饭就特别有滋味。再有我们常常用"小嘴叭叭的"来形容那些头脑清楚、口齿伶俐的小孩子，因为这些现象都和心主神志功能有关。心气足，心情就容易愉悦，味蕾更敏感，语言就流利，条理逻辑就更清晰。如果一个人心虚血瘀时间长了，面部会昏暗无光，嘴唇、舌头以及指甲也会出现晦暗青紫。

"小肠与心相表里"指出了小肠与心关系紧密。小肠不通常常表现为小肠气的不通，可以称之为小肠气滞，或者小肠气痛。小肠在人的腹部，主要是小腹部。所以，当小肠气滞阻滞不通的时候，往往会出现小腹疼痛。我们人体的阳气不足或是感受寒邪，最容易导致小肠经脉凝滞，气滞不通，症状上常常表现为小腹突然疼痛，对于男性这种疼痛会连及睾丸，或者上下攻窜，牵引作痛，往往也伴随手脚发凉。

(二)肺与大肠不通

鼻与喉都是肺的外窍,是肺与外界沟通的通道。肺有宣发的功能。"宣发"是升宣、发散的意思,指肺可以将气、津液向头面部,以及体表进行输布。所以,"上窍失宣"的意思是鼻子和咽喉这两个关隘的气、津液堵住了,就会导致鼻窍和咽喉阻塞、干燥,甚至发音也不正常。表面看是呼吸道、鼻子和咽喉的问题,实际上是肺气不通了。

当肺气不通时,肺气无法宣发,鼻窍处气滞不畅,进而导致濡润鼻道的津液凝滞,最终可引发鼻塞不通、嗅觉减退的症状。这在感冒人群中较为常见。感冒的本意是感受、触冒风邪。此前我们和大家讲过,皮肤也具有呼吸的功能,而这一功能与肺密切相关。当人体受凉感冒时,皮肤呼吸的通道受阻,进而影响肺的宣发功能,于是就出现了鼻子、咽喉不通畅的情况。

人在感冒时,有时会频繁打喷嚏。打喷嚏是因为鼻子气机阻塞,但程度不算特别严重,此时,肺气会沿着呼吸道向上,试图打通一时的阻塞。这个过程与咳嗽有相似之处,都属于人体排出邪气的一种反应。另外,很多人感冒时说话发音会受到影响。这是由于肺气不通,无法正常鼓

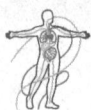

动气流使声带振动而发出声音，所以会出现声音嘶哑的症状，严重时甚至完全失音，说不出话来。

肺在一呼一吸之间，实现了肺的宣发与肃降。前面提到肺的宣发是将气向上、向外输布，而肺的肃降是将气向内、向下输布。

如果肺的呼吸升降不正常，最容易导致肺气停滞不通。《素问·至真要大论》中的"诸气膹郁，皆属于肺"，意思是大多数气急、气喘、胸闷都和肺有关系。肺气郁滞不通到一定程度，肺气不向下降，反而逆着向上，就形成了肺气上逆。肺气上逆除了气喘、胸闷，最常见的就是咳嗽。西医认为咳嗽是一个反射性防御动作，可以帮助人体清除呼吸道分泌物及气道内的异物。这个分泌物最常见的就是痰。然而，咳嗽这个动作实际上是肺气上逆的一个表现。不单单只有肺有痰才会咳嗽，各种原因影响到肺的宣发肃降，肺气上逆，都会咳嗽。

卫气的"卫"字是防卫的意思，所以，卫气是在体表起防御作用的一种气。

卫气在胸中形成，由肺输送到体表。这个输送的过程就是所谓的肺宣发卫气。风、寒、暑、湿、燥、火是自然界六种正常的气候变化，我们称为"六气"。正常情况下，人能够适应自然界的气候变化，六气不会导致疾病。如果气候异常，比如春天应该温而反而寒，秋天应该凉而反而热，或者忽冷忽热，这时候抵抗力比较弱的人，就会因为气候突然变化而生病。此时，这些使人生病的风、寒、暑、湿、燥、火就被称为六淫，又称六邪，比如风淫、风邪。"淫"是太过和浸淫的意思。

正常的"吹面不寒杨柳风"不会导致人生病，而会使人感觉很舒服，心情愉悦。如果风太大、太急就可能使人感受风邪而生病。"浸淫"是什么意思呢？以风邪为例，风邪可以进入皮肤肌表并且停留其中而导致人生病。《素问·风论》中说："风气藏于皮肤之间，内不得通，外不得泄。"这种入侵之后的停留就是"浸淫"。

六淫邪气侵犯肌表，会出现体表卫气不通的情况。我们称为卫气遏郁。值得注意的是每个人体质不一样，风、寒、暑、湿、燥、火每种邪气的性质不一样，所以体表卫气不通的情况也不太一样。

卫气和邪气拥堵体表，就容易化热，导致体温升高，出现发热的情况。卫气除了可以分布在体表起到防御作用，还可以温暖皮肤与肌肉。若体表被邪气浸淫，卫气不能正常地温暖皮肤肌肉，就会怕冷。所以，卫气遏郁不通，常常怕冷又发热。这就是为什么感冒的时候，体温是升高的，而常常觉得怕冷，盖被子也不缓解的原因。

肺宣发卫气到体表，可以起到固护体表的作用，所以中医上有"肺主表"的说法。肺气虚，体表抵抗邪气的能

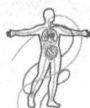

力就弱，自然界中的邪气就容易乘虚而入，从体表入里，阻碍肢体肌肉的经气运行，导致经气不通。经气不通的症状主要表现为头部和身体四肢的疼痛，即不通则痛。不同的邪气进入肢体导致的疼痛还是不太一样的。风、寒、湿是导致经气不通最常见的三种邪气。这就是为什么寒冷的风雨天气最容易引起头部、身体、四肢疼痛的原因了。

风邪导致的肢体疼痛，往往是头部、关节、肌肉游走性疼痛。游走性的意思就是"招风了"，全身疼，一会儿头痛，一会儿腿痛，一会儿膝关节痛，疼痛的部位是游走不定的。这是因为风邪善行的特性。风本来就是气的运行，因此风邪导致的疼痛就好像风的运行一样游走不定。

寒邪导致的疼痛，除寒冷感觉外，往往疼痛比较剧烈，而且会有痉挛牵扯紧张感。这是因为寒邪的特性为凝滞、收引，就像《素问·举痛论》所说"寒气入经而稽迟，泣而不行。客于脉外则血少，客于脉中则气不通，故卒然而痛"。我们在冬天外出时，如果保暖不佳，肌肉经常会有紧绷感，膝盖、腕肘部屈伸不灵活。这些都是寒邪阻滞经络的表现。

湿邪堵住经络的疼痛，往往是酸痛，而且肢体有沉重感。这是因为湿性黏滞、重浊、阻滞气机的特性。酸痛本质上是气血不足，不能滋养身体四肢。那么为什么有湿邪会导致酸痛呢？那是因为湿很容易阻滞气机，且湿邪往往是弥漫状态的，它的影响范围很大，阻碍了肢体肌肉气血的供养，就出现了酸痛，但是不通的程度没那么深，不像寒邪致痛那么剧烈。在阴雨天，即便还未下雨，或者虽然下雨但人并没有淋雨，空气中会弥漫着湿邪，很多人会出现腰酸腿酸的症状。体质较为虚弱或者有过外伤的人，自身抵御外邪的能力较弱，湿邪就容易侵入肢体，阻碍气血的运行与滋养。当肌肉得不到充足的气血供养，酸痛感便随之而来。

肺与大肠相表里。大肠主要负责传导糟粕。该作用需要依靠气的推动和津液的濡润。大肠不通的情况最常见的可分为两种。第一种是大肠津液不足，无法充分濡润肠道，致使糟粕难以正常传导，进而阻滞在大肠内。造成这种情况的原因通常有多种，比如体内有热，热邪耗伤津液，或者素体阴亏，又或者长期嗜食辛辣食物，从而化生内燥等。在症状表现上，最常见的表现就是腹部胀满以及大便干结。第二种情况是湿热邪气蕴结于大肠，导致大肠不通。当湿热邪气侵入并下注于大肠，与糟粕相互交结，就会阻滞大肠的气机，引发腹部疼痛，同时，患者会有强烈的便意，排便十分急切，却总有排便不尽的感觉，这在医学上被称为里急后重。

(三)脾与胃不通

《素问·阴阳应象大论》指出"思伤脾"，《素问·举痛

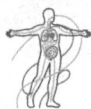

论》又言"思则气结"。过度思虑忧郁，会损伤脾脏，导致脾气郁滞不通，可称为思虑滞脾。

思虑过度是怎样的过程呢？是我们思考问题不解，悬而未决，或者过度思念一个人而不得，过度苦思冥想，凝神敛志的过程。中医讲"形神合一"。精神的凝敛可以导致心脾的气机凝敛阻滞不通。正如《素问·举痛论》所说："思则心有所存，神有所归，正气留而不行，故气结矣。"

宋代词人柳永《蝶恋花·伫倚危楼风细细》中有这样一句："衣带渐宽终不悔，为伊消得人憔悴。"为什么"衣带渐宽""人憔悴"呢？必然饮食不多，吃不下饭，可能是长期思念意中人导致脾气郁滞不通形成的。失恋的人大概都有这种经历。

脾胃虚弱不能运化水液，久而久之，这些水液就变成了湿邪。这种湿属于身体内部产生的湿，所以叫作内生湿邪。相对于内生，湿也可能来自外部，我们叫外感湿邪，比如说淋雨，或者居所潮湿，或者天气潮湿。这些自然界中的湿邪可以进入肢体经络，使脾脏运化功能失常，就好像寒湿把脾困住了，使其不能发挥功能，所以叫寒湿困脾。"困"字的意思是这时候脾并不是真正的虚弱，只是受内外寒湿邪气影响，脾气困顿，运化不及，出现脾胃阻滞不通的症状。

脾胃阻滞不通最常见的表现是腹胀。这往往是由于气机不畅，气在局部停滞聚集，越积越多导致的。本质上，腹胀就是腹部气机受阻，而湿邪是导致这种阻滞的常见原因，因为湿邪具有阻滞气机的特性。除腹胀外，脾胃受寒湿影响，还会出现一系列胃肠被寒湿阻滞的症状，比如食欲不佳、恶心想吐、腹痛肠鸣等。同时，湿性重浊，人体受湿邪侵袭后，还会表现出头身酸重、精神疲惫困倦的症状。若湿邪长时间在体内停聚，就容易化生为痰浊，这就是所谓的湿聚成痰。中医"脾为生痰之源"的说法，正是源于脾胃受湿邪影响，湿聚成痰的这一过程。

寒和湿结合是寒湿，那么热和湿结合就是湿热。湿热同样会抑制脾胃气机，称为湿热蕴脾。湿热和寒湿一样，都可以由外感或内伤所致。外感湿热最常见来自盛夏雨后地表雨水的蒸腾，类似蒸桑拿的感觉。一般这时候人的胃口变差就是湿热蕴结于脾导致的。内生寒湿常常因为吃生冷瓜果。湿热常因为过食辛辣油腻的食物，辛热和不易消化的湿浊蕴于中焦，产生湿热，湿热蕴结，反过来导致中焦脾胃功能失常，出现厌食、不喜油腻、便溏不爽、渴不多饮、身体发热等症状。

胃与脾互为表里，在生理功能和病理变化上紧密相连。因此，胃不通畅的情况很多时候与脾的阻滞相互关联。两者相互影响，难以截然分开。胃不通畅的常见表现为胃脘积滞，主要指食物停滞在胃中，阻碍了胃的正常消化功能。

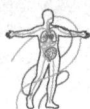

暴饮暴食是引发胃脘积滞的常见原因。大量食物短时间内进入胃部，可导致胃脘阻滞。此外，若平素胃的消化功能较弱，也更容易出现胃脘积滞的问题。当食物停积在胃中无法顺畅下行，就会出现胃脘胀满不适的症状。若阻滞情况较为严重，还可能引发胃痛。倘若食积严重，食物无法正常消化，就会上逆引发呕吐。呕吐物为未消化的食物，且伴有酸腐气味。长时间的食积还容易滋生湿热，这些湿热与腐败的食物混合后，向下流注，就会导致泻下物酸腐恶臭。

（四）肝与胆不通

肝郁气滞，我们经常听说。肝郁气滞的意思是肝疏泄功能失常，气机郁滞不畅。疏泄是肝的重要功能。"疏"，《说文解字》中说就是"通"的意思，也就是疏导、开通的意思。"泄"，有发泄、发散的意思。所以，肝可以通全身之不通，人体气的通畅与否都和肝有关。

肝的疏泄功能可以调畅情绪。肝气郁结往往会导致心情低落或易怒，情绪不畅，气不通，常会胸脘满闷、喜欢叹气、胁肋部或小腹部胀痛，女性会有经前乳房胀痛，容易出现梅核气。这些症状的发生和严重程度，往往和情绪的变化有关。

　　肝血瘀滞，是由于肝失疏泄，气机郁滞，引起血络瘀阻。《灵枢·五邪》中的"邪在肝，则两胁中痛，寒中，恶血留内"，就是指肝气郁滞导致肝络血瘀的病机。气滞可以形成血瘀。因为气推动血行，气滞必然导致血的郁滞，形成血瘀的状态。所以，肝血瘀滞主要是因为肝气郁滞，气滞血瘀；同时，也有外伤闪挫，用力不当，导致肝经络脉受损，形成肝血瘀滞，或者久病肝气虚弱，疏泄功能下降，即使没有情志刺激，也会导致肝经气机郁结，形成脉络瘀阻。肝血瘀滞，常见面色晦暗或者青中带黑，胁肋部刺痛，或者阻塞胀痛；女性会出现月经不调，痛经或闭经；严重者会出现腹部胀大满硬，青筋怒张，气喘不能躺下。

　　胆与肝相表里。我们都知道肝胆相照这个成语。南宋末年，文天祥在《与陈察院文龙书》中写道："所恃知己，肝胆相照，临书不惮倾倒。"意思是知己之人能以赤诚之心相待，所以写信时不怕尽情倾诉自己的心声。胆附着在肝的旁边，就好像知己一般，常常是同甘共苦，表现为生理功能上相互协作，病理上又相互影响，往往一起健康，一起生病。

　　胆里面的胆汁来自肝。胆汁排到肠里面帮助脾胃消化食物。肝气不通，常常累及好兄弟胆，导致胆气郁滞。胆形似布袋，开口堵住了，黄绿色的胆汁就会乱跑，向上呢，就会出现口苦。胆道不通畅，胆汁不能流到肠道中，脾胃

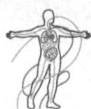

消化功能肯定会受影响。这时的人通常不想吃饭，特别是不喜欢吃油腻食物。有的患者说他的家族都不吃肉，不吃油腻食物。这大概率是有家族遗传性的肝胆问题。

（五）肾与膀胱不通

很多人知道肾虚，但知道肾堵住不通的人要少些，其实邪气进入肾或肾的经脉，也会导致肾气不通。

《素问·水热穴论》说："勇而劳甚则肾汗出，肾汗出逢于风，内不得入于脏腑，外不得越于皮肤，客于皮肤，行于皮里，传为胕肿。"逞勇、过劳、房事过多时会出汗，此时汗孔处于打开的状态，一旦遭遇风邪，就可能就会伤到肾，致使肾气不通。中医说肾主水，意思是说人体内水液的生成、运输、排泄，主要由肾主管。肾在人体下部，是体内水液运动的"水泵"，为水之下源。肾受邪气侵扰，"水泵"堵了，自然不能正常运送水液，水液的分布就会出现异常，会出现水肿等表现。

风邪袭肾有两种方式。一是风邪太盛或者人体平时抵抗力不足，风就能穿过体表直接进入肾，这种叫直中脏腑。二是风邪也可以沿着人体经络或一定规律循序渐进，最后波及肾。外感的邪气就是这么"坏"，人体哪里有问题、哪里虚，它们就容易侵犯哪里。《黄帝内经》所谓"正气存内，邪不可干""邪之所凑，其气必虚"就是这个道理。

寒湿同样也会堵在肾中，影响肾的功能。《金匮要略》有一段很形象的表述："其人身体重，腰中冷，如坐水中，反不渴，小便自利，饮食如故，病属下焦，身劳汗出，衣里冷湿，久久得之，腰以下冷痛，腹重如带五千钱。"

膀胱与肾相表里。很多男同志上了年纪就开始受到泌尿系统疾病的困扰，尿频、尿急、尿痛、小便不畅快。这些疾病最常见的一个原因是寒湿或者湿热导致肾气和膀胱的气机不通。湿邪有个显著特点是趋下，即容易向下侵袭。从脏腑来看，肝、肾、膀胱处于人体下部；从躯干而言，腿脚位于人体下部。因此，这些脏腑和部位就更容易受到湿邪的侵袭。临床上经常有患者反馈一个很有特点的现象，每天早上刚起床时，腰骶部酸痛沉重，但是活动之后会减轻很多。这就是典型的湿性趋下、阻滞气血的表现。

湿热侵袭膀胱，热邪逼迫尿道，会出现尿频、尿急、尿灼痛的情况。湿热阻滞膀胱气机，膀胱排尿功能失常就会出现尿少、尿赤、小腹胀闷的情况。如果湿热蕴结时间过长，还可煎熬尿液中的杂质，析出结晶，最后导致膀胱结石。

（六）三焦不通

三焦是体内水液和元气运行的通道。所以，三焦郁滞

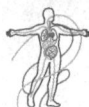

不通，水液与元气在体内也就阻滞不通了。

三焦郁滞往往以胀满、水肿为主。《灵枢·邪气脏腑病形》说："三焦病者，腹气满，小腹尤坚，不得小便，窘急，溢则水，留即为胀。"意思是说三焦这个通道如果堵住了，腹部就会发胀，小肚子硬，小便不通，很难受，这个水到皮肤就成了水肿，继续留在腹部就导致鼓胀腹水。

三焦具有水液和元气运行通道的功能，可分为上焦、中焦、下焦，这时候三焦郁滞不通也就成了一个宏观的概念，会涉及全身气血津液的各种病证。

实际上三焦郁滞不通是脏腑气机紊乱的一个综合概括。上焦不通，心胸不适，气血津液则不能向下、向外输布。中焦不通，腹部不适，水谷精微物质则不能消化运转，气血津液不能生化。《素问·厥论》中的"气因于中，阳气衰，不能渗营其经络，阳气日损，阴气独在，故手足为之寒也"，说的就是中焦邪气郁滞导致人体不能生化气血，四肢不得濡养，而手足逆冷。下焦不通，代谢产物则不能排出体外。

上焦、中焦、下焦相互协作，相互影响，中医有"上病下治""下病上治"等治疗方法，正是因为上、中、下三焦是相互联系、相互沟通的。

第二章
一通百通：
"条条大路通健康"

在第一章，我们从文字角度出发，结合中医知识，阐述了通与健康的内涵及其关系，阐述了通畅既是脏腑经络、目耳口鼻舌等发挥功能的基础，又是他们正常运转的表现，并阐述了对气血精津液、脏腑经络不通的认识。

以第一章为基础，本章将以"通"为指导和理念，推荐饮食、按摩及运动等方法恢复和促进人体通畅，巧妙缓解和治疗一系列常见疾病。介绍"通"的养生保健方法，帮助读者"通"向健康。

通过这一章的内容，我们不仅将展示如何更好地运用各种方法来保持身体健康，还将为读者提供深入了解自我保健的实用指南。

第一节　通体彻肤——体

一、肢体运动

（一）散步

当谈及最常见的运动时，我们常常会想到跑步。跑步无疑是一项简单且有效的运动，只需一双健康的腿和一双舒适的鞋。它可以帮助我们减轻体重、增强心肺功能等，益处不言而喻。然而，并不是每个人都适合跑步，特别是那些患有膝关节疾病或超重的人群，强行跑步很可能对身体造成伤害。

那么，有没有一种既能获得跑步的益处又能避免对身体造成负担的运动呢？答案是肯定的！那就是散步，也就是慢走。与跑步相比，散步的强度低很多，动作缓慢、力

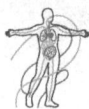

度柔和，因此，膝关节和踝关节的负担较小。散步可以舒展筋骨肌肉，促进气血流动，实现通达气血的目的。同时，散步时心情处于放松的状态，更能欣赏路上的景色，放松心情，舒缓心情，实现身心双重锻炼。

散步意味着以一种放松、从容的心态来进行步行，用《素问·四气调神大论》的话来说，就是"广步于庭"。通俗点说，就是随心所欲、顺其自然地走，可以倒着走、横着走、斜着走，在斜坡上走，在平坦路上走。

散步的时间方面，一种是早晨散步。早晨散步除了能让我们有一个好心情之外，还能"唤醒"肠胃，帮助消化和新陈代谢。另一种是人们常说的饭后走。俗话说"饭后百步走，活到九十九"，但要注意，饭后散步不要走得太过，包括速度和距离。餐后，人体气血向胃肠聚集，以促进消化功能。如果走得太快，容易导致气血向四肢聚集，影响消化功能，导致消化不良。

（二）游泳

游泳无疑是夏季最受人们喜爱运动中的一项。游泳有许多好处。首先，它是一项全身性运动，能够全面锻炼身体，提升心肺功能，加强肌肉力量，提高身体的柔韧性和协调性。其次，水的抵抗力大，可以帮助消耗更多的脂肪，达到减轻体重的效果。

游泳还能带来心理的益处，有助于缓解焦虑、抑郁等情绪问题。水的轻柔抚摸有助于放松身心，减轻压力。如上一章所言，“通”表示体内气血、津液和脏腑的顺畅流通与功能正常。《本草纲目》讲：“水者，坎之象也，其体纯阴，其用纯阳。”意思是水的特点是载体属阴，功能属阳，恰好成为实现“通”这一理念的媒介。水的流动性能帮助舒展筋骨，促进气血的流通，达到中医所说的“通”的效果。

患有关节疾病不适合跑步等运动的人，可以选择游泳。游泳对于关节炎、腰腿疼痛等患者来说是一种非常理想的运动方式。水的浮力可以减轻关节和肌肉所承受的压力，舒缓疼痛，促进康复。需要注意的是，患有急性关节疼痛的人群，不适合游泳。

游泳前，一定要重视热身运动。这不仅能防止水之寒气侵入，更能避免肌肉僵硬导致危险情况的发生。尽管游泳是一项很好的运动，但实际上并非适合所有人。例如，患有心脏病、高血压等疾病的人群在开始游泳之前，应当咨询医生的意见，否则可能给身体带来危害。

（三）跳绳

跳绳，在中国已有千年历史，唐代称跳绳为透索，宋朝

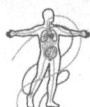

称为跳索。目前所见最早跳绳场景出现于汉代画像石《乐舞百戏车马出行图》中。画像石中清晰描绘了两个女孩跳绳的场景，见图4。《北齐书》有一段有意思的记载"游童戏者，好以两手持绳，拂地而却"，描绘的就是孩童跳绳。

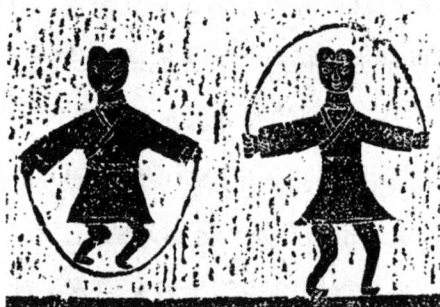

图4 《乐舞百戏车马出行图》中的跳绳场景

跳绳所需的场地和器材较为简便。对于疏通气血来说，跳绳的效果是非常好的。在中医理论中，心主血，肺主气，跳绳促进了气血流通，是一种极佳的锻炼方法。

跳绳看似简单，实际上对技术的要求并不低，需要练习者集中注意力，还需要身体的协调性。因此，跳绳的锻炼效果并不逊色于其他复杂的运动项目。跳绳能使神经系统得到锻炼，摇绳与跳动两种动作必须紧密配合。上肢、下肢的协调是在大脑统一指挥下进行的，因此，跳绳可以促进大脑与肢体的沟通联络。

跳绳是一项极具爆发力和协调性的有氧运动，能够有效锻炼心肺功能，提升心脏的耐受力，降低心脏病发作的风险。在快速跳动的过程中，能够燃烧大量的能量，消耗体内多余的脂肪，实现减肥塑形的目的。此外，跳绳还能有效锻炼下肢肌肉力量，改善关节灵活性和全身血液循环，预防骨质疏松等疾病。

跳绳的方式很多，除了基本的单脚跳和双脚跳，为了增加运动的挑战性和趣味性，我们可以尝试更高级的技巧，如交叉跳、双脚交替跳、单臂摆动跳等。这些花样跳绳方式不仅能锻炼心肺功能，还能全面锻炼身体的协调性、灵敏度和肌肉力量，对大脑也有一定的锻炼作用。

二、全身保健

（一）梳头

梳头是我们保持良好形象的日常修整工作之一。梳头具有促进气血运行、保持经脉畅通以及提神醒脑等保健作用。

古人云："发宜常梳。"中国人自古以来就有梳头的习惯。三国嵇康《养生论》说："春三月，每朝梳头一二百下。"据记载，大文豪苏东坡曾一度苦于脱发，后经医生指点，坚持梳头，最后治好了脱发。爱国诗人陆游也常年坚持梳头养生，诗词中对此多有叙述，例如"觉来忽见天窗白，短发萧

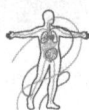

萧起自梳""两眦神光穿夜户，一头胎发入晨梳"。

从中医理论上讲，头是诸阳之会，分布有膀胱经、三焦经等诸多经络，此外，头部有40多个穴位。梳头可以同时按摩到大量穴位和多条经络，促进气血运行。巢元方的《诸病源候论》记载："栉头理发，欲得过多，通流血脉，散风湿，数易栉，更番用之。"可见，巢元方认为，经常梳头，具有促进血脉流通，驱散风湿的作用。

俗话说："千过梳头，头不白。"中医认为"发为血之余"。若气血不通畅，头皮和头发得不到气血滋养就会出现脱发以及白发。

梳头有两种方法，一种是使用梳子进行梳理，另一种则不使用梳子，用手指进行按摩和梳理。使用梳子时，建议从头顶往下，往四周，顺着头发的生长方向梳理。用手指梳头时，十指分开，指腹接触头皮，从前发际梳到后发际，再从两侧梳向头顶，重复几十次，感到头皮微微发热即可。

梳头看上去简单易行，但是为了不损害健康，我们要注意一些细节。首先是选择一把合适的梳子，在材质上，最好是木质、玉质，或牛角、羊角的。《本草纲目》推荐具有清热凉血功效的黄杨木梳，以及具有解毒凉血的水牛角梳。除了材质，我们在选择梳子时，要注意要选择尖端圆润的梳齿，以防损伤头皮。在梳头时，我们不要过度用力，不要过于频繁梳头，以免损伤头皮。此外，由于梳头时会刺激毛囊和皮脂腺，促进油脂分泌，所以油性皮肤的人群，要适度梳头。

（二）足浴

足浴，也可称为泡脚，是一种流传上千年的养生疗法。人们常说"富人吃补药，穷人泡泡脚"。将双脚浸泡在温水中可以达到促进血液循环、缓解疲劳、促进身体健康的目的。这与中医养生理论密切相关。中医的藏象理论和西医的反射理论都指出足部包含全身各部位的反射区，用热水浸泡足部，可以起到保健的作用。

《黄帝内经》记载"阳气起于足五指之表""阴气起于五指之里"。脚与气血、阴阳、精气都紧密相连。足部是下肢经脉的起点和终点，有涌泉穴、照海穴、太溪穴等重要穴位。刺激足部穴位可以促进全身气血运行。从西医学角度来说，以热水浸泡足部，可以放松神经系统，放松肌肉，缓解疲劳；同时，用热水浸泡足部，可以使血管扩张，促进血液循环。

足浴是一种简单的保健方法。我们从促进气血畅通的角度，简单介绍泡脚时的一些小技巧。

首先，适宜的泡脚盆必不可少。步入现代社会的我们，在泡脚盆的选择上，可谓琳琅满目。我们推荐使用木质的泡脚盆，一是可以将水的热度保持更长时间，二是不容易

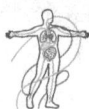

和使用的泡脚药物结合，而产生不良反应。

有了泡脚盆后，我们可以根据个人的体质或所患疾病的特点，在热水中加入相应的中药，通过足部皮肤吸收药物有效成分，提升泡脚的成效。

其次，我们要合理把握时间，一般以 10 分钟到 30 分钟为佳。当然，泡脚对于绝大多数人来说早已成为生活习惯，时间上还是按照个人喜好，合理把握即可。

再次，水温也是一个重要的方面。水温过低达不到放松和保健的目的，但过高的水温可能带来烫伤，特别是糖尿病患者应注意水温。

最后，足浴结束，我们可以按摩足部，除了按摩有全身反射区的足底外，脚腕和脚背亦有许多重要穴位。

要注意，并不是所有人都可以毫无顾忌地泡脚。对于足部有外伤的人群来说，在伤口痊愈之前，最好避免见水。对于经期出血量过多、患有出血性疾病以及刚刚饮完酒的人，也不建议泡脚。泡脚会促进血液循环，使出血量增加，而对于刚刚喝过酒的人来说，泡脚会使血液循环加速，加重醉酒情况。

（三）按摩

按摩是中医常用的治疗方法之一。按摩通过在人体表面的适当部位进行操作产生刺激，从而对人体的内环境产生影响。《黄帝内经》中的"形数惊恐，筋脉不通，病生于不仁，治之以按摩醪药"，指出了当气血经络不通，人体某个部位会出现疾患症状，此时，可以用按摩的方法疏通经络气血，起到治疗的作用。

首先，我们介绍几个有助于促进气血畅通的穴位。

1. 百会穴

百会穴位于人体头部中线和两耳尖连线的交叉处，属于督脉，也被称为三阳五会，寓意着百脉相互连接、相通畅通。通过按摩百会穴，我们能够有效地疏通经络。

按摩百会穴的方法很简单，只需用中指指腹轻轻按压于百会穴上，手法应该均匀而柔和，不需过度用力。适度的按摩能够刺激该穴位，使局部经络得以畅通，有助于促进血液循环，从而维持血压的稳定。

从中医的角度来看，经络的通畅是身体健康的基础，而百会穴作为百脉相通的关键，在调理整体气血运行中发挥着重要作用。按摩百会穴实际上是在帮助身体实现"通"的状态，即经络通畅，气血运行畅顺。

不仅如此，按摩百会穴还有助于缓解头部不适感，减轻头痛、眩晕等症状。这是因为刺激百会穴有助于平衡头部气血，使脑部得到更好的供血、供氧。

2. 涌泉穴

涌泉穴位于足前部凹陷处，具体位置是第 2、3 趾缝纹头端与足跟连线的前 1/3 和后 2/3 交点凹陷处。当我们用力弯曲

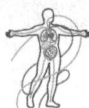

脚趾时，足底前部就会出现一个凹陷处，这就是涌泉穴。涌泉穴是肾经的第一穴。"涌"意味着外涌而出，"泉"则暗示着泉水。肾在中医五行理论中属水，水液外涌的过程正是肾经通畅的体现。

在中医理论中，按摩涌泉穴有助于促进气血运行，对缓解高血压症状有一定作用。按摩涌泉穴可以帮助身体实现经络的畅通，促进气血的顺畅流动。这与中医强调的"通"密切相关。

按摩涌泉穴的方法很简单，可以用双手拇指进行按摩，力度以微微酸胀为宜。建议每日按摩2次，每次不超过20分钟。这种按摩方法有助于刺激涌泉穴，可以促进局部血液循环，提升气血的流动速度，有助于维持身体的整体平衡。

3. 血海穴

血海穴的命名源于其作为脾经气血汇聚之地的特性。此穴位于膝部内侧，在髌骨上缘内侧端上方约2横指处，犹如一片广大的海域，能够汇聚脾经的血液，如同百川归海，浩瀚无垠，因而得名"血海"。

要找到血海穴，可以坐在椅子上将腿绷直，在大腿的内侧，你会发现一个凹陷的地方，而在凹陷上方有一块隆起的肌肉，肌肉的顶端正是血海穴的位置。它是脾经血液的聚集之处，有"补血第一要穴"之称，能引血归脾，化血为气。

在按摩血海穴时，不需要用太大的力气，只要感觉到穴位微微酸胀即可,每侧按摩3分钟,要掌握好适度的力道。按摩血海穴,我们实际上是在通畅体内的气血,促使气血的流动和转化。

4. 章门穴

章门穴名字的由来颇有趣味。"章"一词可以理解为障碍、阻挡的意思;有时也指山丘上平坦的地方,相当于障碍的解除。"门"则表示守护、禁止的地方,《广雅·释诂》就有"门,守也"。《难经·第四十五难》将脏腑的会合称为季肋,季肋即章门穴。

章门穴位于身体侧方,标准的位置是在第11肋游离端。如果找不到第11肋,一种简便的方法是将胳膊平举,沿着腋中线向下摸,摸不到骨骼的地方即腋中线上的章门穴;另一种方法是将肘曲起来,肘尖指的地方也是章门穴的位置。

章门穴既是八会穴之脏会,同时也是脾经的募穴。在中医理论中,五脏都得到脾脏的供养,刺激章门穴疗效显著,犹如打开了障碍之门,使阻滞的气机得以畅通。章门穴也是足厥阴肝经和足少阳胆经的交会穴。按摩章门穴可以疏肝健脾,理气散结,清利湿热。

按摩此穴位时,应使用适当的力度,每次约20分钟为宜。这种按摩不仅能够调理脾脏的功能,还能够促进气机的畅通,贴近中医"通"的概念,是一种简单而有效的中医自我保健方式。

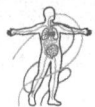

第二节　无食不通——口

一、药食同源

《神农本草经》是中医四大经典之一，我们从本书中精选了部分常用的药食同源且具有"通"作用的中药，供大家日常使用参考。

（一）山楂

谈起山楂，脑海中最先浮现的大概就是那红彤彤的冰糖葫芦了，这种酸酸甜甜的小吃，凭借其独特的口感，早已风靡全国。可以说，冰糖葫芦在山楂的饮食历史中占有举足轻重的地位。关于冰糖葫芦的起源，还有一个有趣的传说。据说在宋朝时期，一位皇帝的妃子久病不食，面色憔悴，皇帝为此忧心忡忡，张榜招贤，寻求治病良方，然而，许久都没有医者应召。就在皇帝焦虑万分之际，一位江湖郎中揭榜入宫，提议用山楂裹糖的方法治疗，建议每餐前食用5～10个。不出半月，这个妃子的食欲便恢复如初。于是这一糖裹红果的做法在民间流传开来，最终成为我们今天熟悉的冰糖葫芦。

山楂不仅美味，还有丰富的药用价值，药性平和。根据《本草纲目》记载，山楂具有消食化积、活血化瘀的功效。《本草新编》更是赞誉山楂为"去滞血，行结气"的良药，能有效促进体内气血通畅。《方脉正宗》记载山楂煮水喝可以治腹痛。《简便单方》记载山楂可以治"食肉不消"。近代医家张锡纯在《医学衷中参西录》中言："山楂，若以甘药佐之，化瘀血而不伤新血，开郁气而不伤正气，其性尤和平也。"现代药理学研究进一步证实，山楂具有降低血脂、软化血管、扩张血管以及降低血压等多重功效，尤其对痰湿血瘀型高血压患者更为适合。

在日常生活中，除了做冰糖葫芦和直接生吃，我们还可以用其他方法来享用山楂。

山楂粥是一种简单而美味的选择。只需将新鲜山楂洗净切块，与大米一同放入锅中，加入适量清水煮开后，改小火慢炖，直至大米和山楂熟烂即可，最后，可以根据个人口味加入一些冰糖。

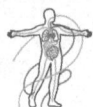

山楂茶也是一种便捷的饮品。制作方法类似那个著名的小品中所讲的——把大象关进冰箱，只需三步。第一步，把干山楂放进杯子。第二步，倒入开水。第三步，等杯中水变成温茶水。依据个人口味，还可以加一个第四步——放糖。

山楂粥和山楂茶各有其功效和饮用方法。山楂粥注重调理脾胃、促进消化，有助于体内气血通畅，对于脾胃虚弱引起的不适有较好的缓解效果，是日常保健和饮食调理的佳品，尤其适合消化不良、食欲不振的人群。山楂茶则以活血化瘀、消食降脂见长，能有效清除体内瘀积。如果说山楂粥像是温和的中年人，拿着扫把缓缓为我们扫除身体的瘀积，那山楂茶则像是年轻气盛的小伙子，挥舞着宝剑一路劈开体内的瘀积，打通气血运行的通道，更适用于脾胃强健的人群。

在饮用方法上，山楂粥以煮粥的形式食用，口感浓稠，适合作为早餐或下饭菜。而山楂茶则以水煮或冲泡的方式制作，味道清淡酸甜，适合当作日常饮品。

（二）陈皮

古人云："医者仁心，以患者为本。"

相传，华佗收到了远方老朋友的来信，说自己就医无数，仍未治好咳嗽。华佗收到信，连忙收拾行李出发，但不巧，渡江时，船只遭遇风浪，华佗不慎坠江，虽然被救了上来，却染上了风寒。他咳嗽不止，苦笑自己也得了咳嗽。他口干舌燥，但无奈药箱坠入河中不见踪影，正巧见到江上有赶往远方贩卖橘子的船只，便让船家买了一筐橘子。华佗果肉连皮一起吃了好几个。神奇的是，他晚上咳嗽似乎好了许多。他疑问难不成这小小的橘子还能治咳嗽。次日，两个船夫也染上了风寒，咳嗽不止，华佗便也让他们吃橘子。奇怪的是，一个船夫整个吃下后咳嗽止了，另一人剥了橘子皮的却咳嗽不停。华佗顿时了然，原来止咳的关键在于橘皮，而不是果肉。于是，他便将橘皮晾干留下。颠簸一路到了老朋友家，华佗试着用路上保留下的晒干的橘皮来治咳嗽，果然药到病除。从此，橘皮便成了一味止咳理气的良药。

陈皮是晒干后贮存一段时间的橘皮。"陈久者良"，陈皮的核心，在一个"陈"字。"陈"者，陈化、转化之意。医书记载"百年陈皮，千年人参"，可见陈皮的珍贵。《本草纲目》载："其治百病，总是取其理气燥湿之功。"陈皮是辛散温通、苦泄燥湿的药物，其功效犹如吹风机在体内发挥作用，能帮助身体排出多余的水分和湿气，有助于身体的阴阳平衡，保持健康状态。

对于体内湿气过重的人群而言，陈皮是一种很好的选

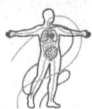

择。陈皮茶不仅能改善体内湿气过重的情况，还能健脾消食，畅通气血运行，是一款理想的食疗茶品。此外，在熬粥时加入陈皮，既能让粥散发橘子般的香气，又能使其具备理气健脾的功效，一举两得。

另外，如果自行晒制陈皮的话，要特别注意橘皮表面有没有长霉，长霉则不可使用。

（三）玫瑰花

古人对玫瑰花的外表赞叹有加，将其视为珠玉中的极品，体现了古代人们对玫瑰花的珍视和喜爱。

玫瑰花不仅以其娇艳的外表和迷人的香气吸引着人们，更因其具有行气解郁、和血止痛的药用功效而备受推崇。在中医理论中，玫瑰花常被用于煎茶服用。姚可成《食物本草》载其"主利肺脾，益肝胆，辟邪恶之气，食之芳香甘美，令人神爽"。

玫瑰花行气解郁，能促进气血运行，缓解身体疲劳和压力感；能和血止痛的功效则有助于调和血液，缓解疼痛不适。对女性而言，饮用玫瑰花茶可活血散瘀，促进血液循环，且具有调经止痛的作用，有助于缓解月经期间的不适和经期不调等妇科疾患。现代药理学研究表明，玫瑰花含有总多酚、总黄酮等成分，能清除人体内的氧自由基，抗氧化，调节体内雌激素，改善内分泌失调，具有养颜防老和调节月经的作用。

制作玫瑰花茶简单易行，只需将适量玫瑰花加入开水，小泡片刻即可享用。

（四）玉米须

食用玉米时，我们常随手丢弃玉米须，但玉米须是一种有益健康的药物，具有良好的通利作用，可以疏肝利胆、降压降脂、行气通乳等。

关于玉米须，有一则故事。

古代有个胖员外，靠着祖上代代积累，家有良田千顷，宅邸百座，过着逍遥的日子。但他自小养成了恶劣的性子，待到成年，欺男霸女，侵田占地，为富不仁，横霸一方。某日，他出城打猎，打到了一只大野猪，当即令人烤制，大餐一顿之后，得了水肿病，寻遍良医，无人可治，病日益深重，神志不清。此时，一位江湖游医敲开了员外府的大门，端来一碗中药，让人喂他服下。众人无奈，只能死马当活马医，撬开他的嘴，将药灌下。见并无异样，众人于是一碗碗喂下药汤。不多天，员外肿胀的身体就像漏了气的皮球，一点点小了下来，神志也悠悠转醒。连着喝了百日苦涩至极的中药，员外终于病愈，大喜，连问游医："这是何药，竟有此

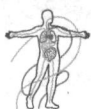

神效？"游医回答："只不过是人人嫌弃的玉米须罢了，其实并不难喝，但因您平日作为，加了几分黄连。"员外沉思半晌。他见游医不要金银，只劝自己日后多行善事，便答应下来。此后，城里少了一个作恶多端的胖员外，多了一个乐善好施、搭建粥棚、广散家财的瘦员外。

玉米须利尿消肿，清利肝胆。《滇南本草》还记载其可"治妇人乳结，乳汁不通，红肿疼痛，怕冷发热，头痛体困"。

现代研究发现，玉米须具有良好的利尿效果，除此之外，对降糖、降压、降血脂也有积极的作用。但是，因为玉米须具有利尿降压、降糖、降脂的作用，所以本就尿急尿频、血压低、血糖低的人群并不建议服用玉米须水，以免加重病情。玉米须还含有玉米须多糖，可以促进胆汁分泌，降低胆汁的黏稠度，加速胆囊收缩排空，对治疗胆囊炎、脂肪肝以及胆结石有一定作用。

我们可以将其当作茶饮，将适量玉米须加入开水，焖煮一段时间，即可得到玉米须茶。玉米须茶不仅口感宜人，具有玉米香气，还保留了玉米须的有效成分。

（五）茯苓

茯苓利水渗湿、健脾宁心。《本草纲目》记载茯苓"气味淡而渗，其性上行，生津液，开腠理，滋水源而下降，利小便"，可见，茯苓可以推动津液在体内上下运行。

传说古代一男子出游，见河边小水洼中有一条金色的大鲤鱼不停挣扎。男子心善，即使知道可换取不少银钱，却还是将鱼送回河里。不曾想，金色鲤鱼竟口吐人言："沿河而下十里，东行三里，有一片松林，其大者下有球，切开取出其中白色果实，分而晾干，每日服用，可延年益寿。"男子半信半疑地做了，活到了百余岁。

还有传说说，成吉思汗的将士在战争中患上风湿病，服用茯苓后奇迹般地痊愈，取得大胜。

现代研究发现，茯苓富含多糖类物质和微量元素。这些成分对于调节体内水分平衡，促进新陈代谢有一定的积极作用。这和中医理论中的促进运化具有异曲同工之处。

《儒门事亲》记载有茯苓饼的做法。两份白茯苓粉搭配一份面粉混合制成饼，将其替代主食，有助于消耗体内过剩的脂肪，有减轻体重的作用。苏东坡在《东坡杂记·服茯苓赋》中也有记述："以九蒸胡麻，用去皮茯苓，少入白蜜为饼，食之日久，气力不衰，百病自去，此乃长生要诀。"

茯苓饼的中医功效体现在多个方面。首先，茯苓具有健脾利水渗湿的功效，能够增强脾气，有助于脾胃运化，排除体内多余的水湿。其次，茯苓有宁心的功效，可以帮

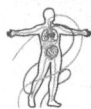

助睡眠。这都得益于通利水道的作用。

（六）枸杞子

枸杞子是一味大家耳熟能详的中药。大家可能会有疑问，枸杞子不是一味补药吗？与传统印象不同，枸杞子也可以促进气血运行。

实际上，气血不畅的原因，除了受到各类阻碍因素的影响，还可能源于气血本身的不足，也就是前面所讲的气虚血瘀。当身体中的气血不够充斥整个身体时，血管和经脉就像断断续续的小河，自然会流动不畅。要解决这个情况，就要让小河充盈起来，河水自然顺利流动。

《本草纲目》记载枸杞子"补肾润肺，生精益气，此乃平补之药"，而更早的《神农本草经》记载其有治疗周痹的功效，治疗全身麻木疼痛的病证。这正说明枸杞子在帮助气血运行流畅方面具有积极的作用。

北宋时期，有位姓王的御史，为人正直清廉，深受百姓敬爱。可惜的是，他的父亲突然患上一种怪病，一位江湖郎中听闻此事后前来帮忙。他要王御史去一个地方取枸杞子。王御史前往那个地方，发现这个小村子里一位十多岁的少女正在教训一位老妇人。王御史制止了少女，却被告知那老妇人才是晚辈。王御史向少女解释了来意，得知她常服枸杞子，所以才变成了"少女"。得到枸杞子，王御史回去后让父亲服用，最终他的父亲康复了。

王御史的父亲得的什么病，我们不得而知，但我们猜一猜，大概和气血衰退有关。《黄帝内经》里有这样的记载："壮者之气血盛，其肌肉滑，气道通，营卫之行，不失其常……老者之血衰，其肌肉枯，气道涩……"这说的是年轻人气血充盈运行通畅，老人则相反，气血衰亏，运行不畅。枸杞子可以通补气血，这可能是枸杞子能够医治御史父亲怪病的原因。西医学关于枸杞子的研究，也证明枸杞子可以降血脂、降血糖，帮助气血运行。

（七）薏苡仁

薏苡仁，又叫薏米、薏珠子，是一味常用的中药，也是常见的食材，被誉为"世界禾本科植物之王"。其具有健运脾胃、清热祛湿等功效。

《神农本草经》记载薏苡仁"主筋急拘挛，不可屈伸，风湿痹，下气，久服轻身益气"。薏苡仁在"通"方面的作用，和茯苓类似，可以排出体内的湿。在治疗风湿病和关节痛方面，薏苡仁可以说是一味明星药材。对于常常把"湿气重"挂在嘴边的现代人来说，薏苡仁也是相当出色的"药大夫"。

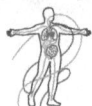

历史上，和薏苡仁有关的故事非常多。大诗人白居易曾写过"薏苡谤忧马伏波"。这句诗来源于"薏苡明珠"的典故。在广西桂林的漓江边上，有一座孤峰高耸的伏波山。相传，伏波山的名字源于东汉时期的伏波将军马援。马援奉汉光武帝刘秀之命，前往交趾平叛。然而，马援的大军因水土不服，染上了一种被称为瘴气的疾病，士兵们脚肿难行，危及生命。马援心急如焚，但随军大夫不认识这种病。正当他束手无策时，负责运送粮食的村民得知了情况，次日带来了一筐本地人常吃的薏米。据村民说，这种粮食能预防瘴气。马援将薏米熬成粥，让患病士兵服下，结果士兵的病情迅速好转，很快就恢复了战力，成功平乱。班师回朝时，马援特意带了一车薏米回去，希望在北方种植食用。事情本该到此结束，但随后发生的事才是"薏苡明珠"这个典故的真正含义所在。马援凯旋后，皇帝大喜，赏赐嘉奖。但不久，有大臣上奏，说马援在交趾得了一车明珠，每颗价值千金，却未上交国家。皇帝虽然愤怒，但并未处理，毕竟国家需要这位能征善战的将军。马援去世后，大臣们再次上奏，状告他私藏明珠，甚至图谋自立为王。皇帝虽心存疑虑，但为了平息争端，下令禁止为马援建造坟墓或将遗体运回老家。马援的家人只能在城外草草安葬了他。过了一段时间，马援的妻儿向皇帝状告诬陷马援的大臣，并拿出那些所谓的"明珠"。原来，那些"明珠"只是薏米。皇帝这才知道真相，为马援平反，并处罚了诬告的大臣。从此，"薏苡明珠"成为典故，传颂至今。

历经千年，马援故事的版本颇多，各有差异，但有一点是不变的，马援的确在平叛时遭遇怪病，并用薏苡仁解决了怪病。按照记载来看，这个怪病应该是脚气病。药王孙思邈在《备急千金要方》中描述"此病发，初得先从脚起，因即胫肿，时人号为脚气"。可以看出，当时的脚气，其实是水肿病。薏苡仁可以利水渗湿，使体内津液恢复正常运行，所以药到病除。

薏苡仁用来熬粥是现在常见的食用方法，像红豆薏米粥、红枣薏米粥，或者单纯的薏米粥，都是食用薏苡仁的好方法，可以自行选用。

（八）花椒

花椒是平日必不可缺的一种调味料，也是一味重要的药材。有句话讲：好的大夫在厨房里就能治病。这句话的意思是一个水平高超的大夫，用厨房里常见的东西，就可以治病。因为厨房里的许多食材皆具有药用价值。如葱白、生姜、豆豉一起煮汤，可以治感冒；大枣、红糖可以温补脏腑；薏苡仁可以健脾利湿。花椒具有良好的药用价值，《伤寒论》中的经典名方乌梅丸就有花椒。

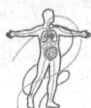

《神农本草经》记载花椒"主邪气咳逆，温中，逐骨节皮肤死肌，寒湿痹痛，下气"。《本草纲目》中说花椒可以"散寒除湿，解郁结，消宿食，通三焦……"《药性论》中则记载花椒"治恶风，遍身四肢顽痹……主女人月闭不通……破血，下诸石水，腹内冷而痛，除齿痛"。我们可以看到，花椒主要有温和通的功效，对受寒引起的不通，可以说是十分对证了。

《阿房宫赋》记载的"烟斜雾横，焚椒兰也"，说的正是花椒作为香料被使用的场景。古装剧中，宫殿之间典雅朦胧的薄雾，看上去仙气缭绕，其实就是花椒熏香。

神农尝百草，为中华民族的食谱和药谱奠定了基础。据说，神农路过一个山谷时遇到了一对年轻夫妻。他们告诉神农，自己患有疼痛病，神农观察后，认为是湿气阻滞经脉引起的。神农给了他们一串花椒，并叫他们将花椒挂在家里，平时做饭时也使用。1年后，神农再次路过山谷时发现，这对夫妇的疼痛病好了，并且有了两个孩子。自此以后，花椒不仅被当作香料和药物使用，还被看作多子多福的象征。

生活中，我们可以将花椒做成香囊，随身携带，或者挂在家里；还可以用花椒来泡脚；身体需要温通时，炒菜时放些花椒，也不失为一种不错的选择。

（九）菊花

菊花有着悠久的栽培历史。其花型多样，色彩丰富，深受喜爱。在中国传统文化中，菊花象征着高洁、坚强和长寿，因其晚开晚落，被古人认为是"花中之最寿者"。

历史上，关于菊花的诗词和故事有很多。这里分享一个与苏轼有关的趣事。

一天，苏轼去拜访王安石，被告知王安石正在与官员商讨事务，便被引到书房等候。苏轼在书房闲逛，看到桌上有一篇未完成的诗稿："西风昨夜过园林，吹落黄花遍地金。"这是王安石的字迹，苏轼心想，王安石大概是写到一半被叫走了。苏轼细读这两句诗，觉得有些不妥。他认为，菊花开于秋天，性质高洁顽强，不会像春花一样被风吹落，"吹落黄花遍地金"似乎有误。于是，他诗兴大发，提笔补上一句"秋花不比春花落，说与诗人仔细吟"，意思是秋天的菊花不会凋落，让王安石仔细观察再作诗。等了半天，王安石仍未见人影，苏轼便离开了。之后，苏轼人生起伏，再没见过王安石。多年后，苏轼被贬黄州。一年重阳节，他受友人邀请，到花园赏菊，见花棚下洒满金灿灿的菊花，突然想起当年在王安石家中看到的诗句，顿时羞愧不已。他向好友讲述了那

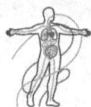

年的事情，感叹道："我本以为王相国年老糊涂，没想到糊涂的是我啊！"

菊花不仅具有极高的观赏性，其药用价值也颇为显著。《神农本草经》中记载菊花对风与湿邪导致的头面部疾病有一定的治疗作用，经常食用菊花有利于长寿。在现代，菊花常用于治疗与肝有关的疾病，例如肝阳上亢导致的高血压以及肝火上炎引起的头面部热痛等。之前我们提到，茯苓和薏米能通过调理脾胃，化解水湿，打通体内阻滞，而菊花则可以让肝脏疏泄功能保持正常。要知道，肝脏疏泄功能正常，正是气血能够顺畅运行的一个必要条件。

关于菊花的用法，除了菊花茶，我们还可以用菊花制作香囊，或者用菊花来熬粥等。

（十）芡实

芡实是水生植物芡的果实，因其外壳坚硬，形似鸡头，又被称为鸡头米、鸡头果。芡实烹饪历史悠久。相传清代乾隆皇帝和慈禧太后都喜欢芡实糕。

芡实的主要功效是健脾补肾、除湿止带。湿容易在体内积聚，堵塞脏腑和经脉。健脾除湿的药物可以打通这种堵塞的状态，如薏苡仁、茯苓，以及芡实。《神农本草经》

中说芡实"主湿痹腰脊膝痛,补中,除暴疾,益精气,强志,令耳目聪明,久服,轻身不饥,耐老神仙"。

相传很久以前,有个偏远的村庄遇到了严重的饥荒。外出打猎的男人越来越少,村民只能靠搜寻野果维持生计,小倩一家也面临同样的困境。一天,小倩独自外出寻找食物,一无所获,却迷失在了大山中。她虚弱地倒在了草地上。就在即将昏迷时,她眼前出现了一只闪闪发光的凤凰,引导小倩走向一条小河,然后消失了。小倩发现河水旁边有一种像鸡头一样的果实。摘下果实后,她回到村子并和村民分享了这个发现。他们将果实煮熟后发现可以食用,依靠这种果实,村民度过了饥荒。后来,这种果实被命名为"鸡头米"。还有人将其称为"泣岸实",意味着在凤凰哭泣的河岸边发现的果实。这个故事流传至今,这种果实就是如今的芡实。

芡实的吃法有很多种,可以直接用来熬粥、煮汤,或者可以将其做成糕点。芡实糕的做法很简单,只需要将芡实粉和糯米粉按照2:1的比例掺在一起,加入双倍的水,轻轻搅拌,之后用模具压实,锅上蒸45分钟即可,也可以按照口味加入适量的糖。

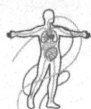

二、良好的饮食习惯

（一）学会吃三餐

谈到良好的饮食习惯，首先就是一日三餐。老话说："早饭要吃好，午饭要吃饱，晚饭要吃少。"生活中，不少人都将这句话当成饮食准则。

古人言"一日之计在于晨"，早餐的重要性不言而喻。"早食益气""荣者早食，气从足动"，这些说明早餐对于增强气血、促进新陈代谢等方面有益。因此，早餐要吃得充足而营养均衡。

"早饭要吃好"不是说要吃大鱼大肉、山珍海味。对于空腹一夜的身体来说，一顿健康的早饭，有助于身体保持气血畅通的状态。

"午饭要吃饱"，无论是从养生角度，还是现代营养学的角度来说，午饭都应吃饱。气为血之帅，意思是气是血的领帅，推动血液流动。"食气"充足，身体的血流才能保持通畅。俗话讲"能吃能干"，身体里的气也一样。《食疗本草》也提到"午饭宜食饱"，强调中午进食要吃得饱足。这样有利于满足身体的需求，保持一天的精力充沛。

"晚饭要吃少"需要辩证看待。对于日出而作，日入而息的古人，傍晚吃过饭，不久便早早睡下，所以自然要吃得少。但在现代社会，尤其是年轻人，晚上九点、十点，甚至十一点、十二点，无论是为了工作还是娱乐，夜生活仍在进行，早睡对于绝大多数人都是难以达到的要求。所以，"晚饭要吃少"需要根据自身实际情况合理看待。

但是，相较于午饭，晚饭的规格最好小于午餐。绝大多数人漫漫长夜是在睡眠中度过的，为了避免过多的食物堵在胃肠道，晚上是应该少吃的。

《素问·逆调论》记载："帝曰：人有逆气不得卧而息有音者……皆何脏使然？岐伯曰：不得卧而息有音者，是阳明之逆也……阳明者，胃脉也，胃者，六腑之海，其气亦下行。阳明逆不得从其道，故不得卧也。"意思是，黄帝问："有人不能平躺睡眠，是什么脏腑出了问题呢？"岐伯回答："这是阳明之气上逆了……阳明是胃脉，胃气是下行的，现在胃气下行不通畅，不能循行于本来的道路，体内气机紊乱，自然难以入睡。"这也就是中医讲的"胃不和则卧不安"。晚饭吃多了，很可能影响正常睡眠。

（二）饭吃七分饱

老话说："若要身体安，三分饥与寒。"意思是说，想

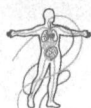

要身体健康，吃饭要吃七分饱，穿衣要穿七分暖即可。这句话出自元代医书《活幼心书》，是指导父母养育孩子的方法。"饭吃七分饱"避免了因为吃得太多而导致的胀气食滞；"衣穿七分暖"则避免了出汗受凉，更能锻炼小孩子的御寒抗病能力。"清食七分八分饥"，即人应该保持略微饥饿的状态，不宜饱食过度。

从中医角度讲，"饭吃七分饱"，可以避免因为饮食过多，导致的诸如消渴、肥胖、食滞等疾病，有助于身体保持一个通畅的状态。《黄帝内经》多次强调饱食的危害，如"饮食自倍，肠胃乃伤""因而饱食，筋脉横解，肠澼为痔"，可见，饱食可导致肠胃损害。

从西医学来讲，"饭吃七分饱"也有科学依据。有实验研究表明，给中年期的大鼠实施"七分饱"喂食，即每次摄入70%的标准量卡路里，可以使得其寿命延长。这也从一个侧面表明，"饭吃七分饱"是一个科学合理的养生方法。

（三）合理的饮食结构

《黄帝内经》有关于医食同源的记载，强调饮食与健康息息相关，提倡饮食有节、食不过饱、节制荤腥等饮食原则。陶弘景在《养性延命录》中也说："百病横夭，多由饮食。饮食之患，过于声色。声色可绝之逾年，饮食不可废之一日，为益亦多，为患亦切。"他将饮食与健康的重要性提到了前所未有的高度。

明代陈继儒在《养生肤语》中说："多饮酒则气升，多饮茶则气降，多肉食则气滞，多辛食则气散，多咸食则气坠，多甘食则气积，多酸食则气结，多苦食则气抑。"这段论述不仅指出了五味太过对气机的影响，还提出了酒升气、茶降气的观点，阐述了饮食可以影响体内气的运行与通畅。

《素问·脏气法时论》记载："五谷为养，五果为助，五畜为益，五菜为充，气味合则服之，以补精益气。"可见，均衡的饮食结构对于健康是十分重要的。首先，主食不要过多，可以用谷物和豆类代替。其次，水果和蔬菜的比例要提高，最好顿顿不要少。最后，肉类要减少，奶和蛋也不要过多。减少肉类和主食的摄入，增加水果和蔬菜，可以有助于消化，减轻消化系统负担，有利于保持身体的畅通状态。

中医有言"百病多因痰作祟"。减少肉类的摄入有助于减少脂肪在体内聚积，从中医上讲，就是减少了水湿和痰湿凝聚的可能性，有助于避免不通而引起各类疾病。《素问·五脏生成》还记载"是故多食咸，则脉凝泣而变色"，意思是过食咸味，则脉道涩滞不通利，颜面色泽改变。

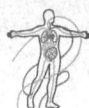

第三节　通幽洞灵——目

一、五色疗法

（一）青

"青"字，最早出现在商周时期的青铜器上。《说文解字》中说："青，东方色也。"《释名》中则说："青，生也，象物生时色也。"在五行理论中，青色和木关联，代表生长、活跃和向上，被视为生机盎然的象征，与春季相对应。

中医理论中，肝脏被划为木，与青色相通，被认为是调节情志的器官。在情绪上，肝与愤怒、郁闷等情绪密切相关。青色可以影响人体，有助于缓解紧张和疏解郁闷。

当然，青色代表大自然的颜色，给人一种清新、宁静的感觉，对于缓解紧张焦虑的状态，具有一定的积极作用。

曾经有一人患了脾病，身体一直不好，吃什么都不吸收。大夫发现这个人喜欢穿青色衣服，从相生相克的角度，木克土，肝克脾，青克黄，黄色和脾相通。因此，这个人的脾胃一直被青色克制，才一直不好。如果脾胃被青色抑制过久，会影响身体对营养物质的吸收，以至于气血缺乏补充，运行不畅。这就提示我们需要关注颜色对身体健康的影响。

（二）赤

"赤"象征着热烈与活力。《说文解字》描述："赤，火色也。"在《释名》中则进一步阐述："赤，赫也，太阳之色也，言明赫如太阳也。"赤色与火相应，代表着热情、活跃和光明，与夏季对应。

在中医的理论体系中，心脏被赋予火属性。《黄帝内经》中提道："心者，君主之官，神明出焉。"这意味着心脏不仅调控身体的生理活动，还影响我们的思维情感状态。心脏不仅是身体的"泵"，为全身输送血液，还是情感调节的中心，与喜、怒、哀、乐等情绪密切相关。

赤色与心脏相通，被认为可以调动和激发身体的活力，对缓解冷淡消沉的负面情绪有积极影响。当人们感到心情低落时，接触到赤色的物品或环境可能会让他们感到更有动力和激情，加快气血流动，直接促进气血畅通。

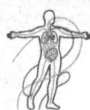

从五行相生的角度来看，火生土，赤色可以生黄色，心可以生脾。这意味着，在中医的治疗中，赤色不仅可以用于调节心脏功能，还可以间接调节脾脏的功能。一个人因为长期心情不佳，导致脾胃功能受损，身体日渐消瘦。后来，他听从医生建议，穿红色的衣服、挂红色的装饰品，随着时间的推移，心情逐渐好转，脾胃功能也得到了一定程度的改善。

赤色虽然具有激发活力的作用，但过于强烈或长时间地暴露于赤色环境中，也可能导致人们感到过度亢奋或焦虑。因此，在日常生活中，我们应该适度地调节与赤色的接触，以达到平衡身心的效果。

（三）黄

"黄"象征着大地的颜色，寓意着丰收、富足和稳重。《说文解字》中阐释："黄，地之色也。"在五行学说中，黄色与土相对应。土是万物之母，滋养着一切生命。黄色在中华文化中，常常被视为吉祥、尊贵的颜色。

在中医理论中，脾脏被赋予了土的属性，与黄色相应。脾脏不仅主运化，帮助身体吸收和运输营养物质，还参与水液代谢和血液生成。因此，脾脏的健康状况直接关系到人体的营养状况和气血生成。而黄色，作为脾脏的象征色，被认为可以调节脾脏功能，影响气血通畅与否，促进身体的健康和营养吸收。

在日常生活中，我们可以通过接触黄色来养护脾脏。例如，在居室中摆放黄色的花卉或装饰物，穿着黄色的衣物等。这些都可以带来温馨、舒适的感觉，有助于舒缓紧张情绪，增强脾胃的消化功能。

黄色在许多文化中有着特殊的象征意义。在西方文化中，黄色常常被视为阳光、快乐和希望的颜色。在东方文化中，黄色则代表着智慧、尊贵和神圣。

黄色作为脾脏的象征色，在中医理论中具有调节身体功能和促进健康的作用。我们可以通过适当地接触黄色物品或环境来改善脾胃功能、增强营养吸收能力，但要注意选择柔和、自然的黄色色调，以达到平衡身心、促进健康的效果。

（四）白

"白"常被视为明亮的日光或皎洁的月光。它代表着清澈、纯净和无尽的希望。它如同天地初开、万物未生的状态，寓意着一种原始、朴素的美。《说文解字》中说："白，西方色也，阴用事，物色白。"在五行学说中，白色与金相应，象征着收敛、沉静和坚固。

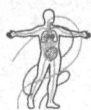

在中医理论中，肺脏被赋予了金属性，与白色紧密相连。肺脏主管呼吸，是体内外气体交换的场所，同时也负责宣发和肃降，调节全身的气机和水液代谢。可以说，肺功能的正常与否，直接关系到气血是否能够流畅运行。

白色，作为肺脏的象征色，被认为可以调节肺脏功能，增强人体的免疫力和抵抗力。在日常生活中，我们可以通过接触白色来达到养肺的目的。例如，在居室中摆放白色的花卉或装饰物，穿着白色的衣物等，都能带来一种清新、宁静的感觉，有助于舒缓紧张情绪，增强肺脏的宣发功能。

此外，白色也代表着清洁和卫生。在医疗环境中，白色是常见的色调，因为它可以给人带来一种干净、整洁的感觉，有助于减少病菌的滋生和传播。

总的来说，白色是肺脏的象征色，在中医理论中具有调节肺脏的作用，我们可以通过适当地接触白色物品或环境来改善肺脏功能、增强身体抵抗力，同时也要注意选择柔和、自然的白色色调，以达到平衡身心、促进健康的效果。在日常生活中，我们可以多感受白色带来的清新、宁静和纯净感。但过于明亮的白色也可能让人感到刺眼和不适，就像万物离不开阳光，但直视太阳却会伤害到眼睛。

（五）黑

"黑"常被描绘为深邃的夜空或浩瀚的宇宙。它象征着深邃、神秘和无尽的智慧。在五行理论中，黑色与水属性紧密相连，代表着流动、变化和深邃。因此，黑色被视为深不可测、包容万物的象征，与冬季相呼应。

在中医的理论体系中，肾脏与水相对应，与黑色相联系。肾脏主管生殖、生长和发育，同时维持着人体的水液平衡。黑色作为肾脏的象征色，被认为能够调节肾脏功能，促进水液代谢的平衡，维护人体健康。这对"通"的影响，主要体现在水液方面。如果肾脏主管水液的功能失常，我们的身体可能会出现多种病理性的水液聚集体。这些水液凝聚在体内，会阻碍正常的气血流动，影响我们的身体健康。

在日常生活中接触黑色，可以调节肾脏的功能，保持身体水液的正常运行，同时，还可以调节我们的情绪，增强内心的定力。

生活中，我们可以在家中摆放黑色的装饰品或艺术品，穿着黑色的衣物。这些都能带来一种沉静、内敛的感觉。除了调节肾脏功能之外，这种沉静感还有助于减少焦虑，提高专注力，使我们更加冷静地面对生活中的挑战。

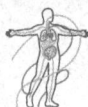

总的来说，黑色作为五行理论中的水属性象征色，与肾脏有着密切的联系。通过适当地接触黑色物品或环境，我们可以调节身体功能，改善情绪状态，增强内心的定力。

然而，过于沉重的黑色也可能让人感到压抑或消沉。因此，在选择黑色物品时，我们需要注意选择适当的色调和搭配方式。将柔和的黑色与其他颜色巧妙搭配，能够中和黑色的沉重感，营造出既深沉内敛，又不失活力的独特氛围。

二、园艺疗法

园艺疗法，顾名思义，是利用园艺进行的治疗方法，指通过植物及与植物相关的活动，达到促进身心恢复健康状态的疗法。中国文人自古以来即崇尚自然，并以植物为人格寄托。如陶渊明喜居田园，留下了"采菊东篱下，悠然见南山"的佳句。自20世纪80年代以来，世界各国相继成立园艺疗法协会，一些高校也设立了与园艺疗法相关的专业，园艺疗法逐渐在全球流行。

园艺疗法将园艺的创造性、艺术性，与医学和心理学的治疗理论相融合，特别强调视觉元素在恢复和治愈过程中的重要性。例如，位于加利福尼亚州纳帕谷的纳帕谷医院为体弱患者和老年患者提供每周一次的园艺疗法。这些患者能够在医院户外进行种植、除草、修剪花草等活动。据该医院的治疗方案协调员安妮·麦克明介绍，这些活动不仅能够增强患者自身的力量和精力，也能够唤起记忆力，因为记忆在像花园这种非威胁性的地方更容易恢复。

视觉是人类最主要的感官之一，而园艺疗法正是通过它为我们带来独特而深远的疗愈效果。置身于一个充满绿色和生命的花园或庭院中，人们的视觉被自然的色彩和形态所吸引。绿色被视为一种代表生命、和平和希望的颜色，有助于降低心率、减轻焦虑和压力。园艺疗法与上文的五色疗法有异曲同工之妙。

园艺疗法还强调与自然的互动。在园艺活动中，人们亲手种植、照料和观察植物。这种与植物共同成长和变化的视觉体验可以增强人们的参与感和归属感。看到亲手种植的植物从种子发芽、生长到开花结果，视觉上的满足感和成就感也可以帮助人们建立自信和自尊。园艺疗法在消除不安和紧张、培养正确的判断力方面，也具有良好的效果。

园艺疗法，并不一定非得是在古朴精致的园林，或满是参天大树的公园，更不是非得放弃努力拼搏来的生活，回到乡下，才能获得心灵的平静。平日里，自己动手栽一朵小花，看着它花开花落，也是园艺疗法的一种方式。如

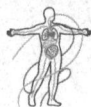

同散步、跳绳等运动一样，园艺疗法旨在通过植物达到治疗效果，实际上，就是我们常说的插花弄草。

园艺疗法通过视觉元素的运用与自然的视觉互动，为我们带来了独特的治愈和放松效果。它让我们通过视觉，感受到自然的魅力和力量，促进气血的流动和身心的平衡。

第四节 声入心通——耳

一、五音疗法

请大家看这两个字："楽"和"薬"。很明显，第二个字只是比第一个字多了一个"艹"。"楽"是"乐"的繁体字，"薬"则是"药"的繁体字。也就是说，在古文中，"药"就是"乐"上加一个"艹"。这并不是巧合，音乐与健康的关系，早在《黄帝内经》中便有明确记载。《灵枢·邪客》中说："脾应宫，其声漫而缓；肺应商，其声促以清；肝应角，其声呼以长；心应徵，其声雄以明；肾应羽，其声沉以细，此为五脏正音。"由此得知，五音与五脏是有密切关系的。

关于音乐，《礼记》记载："人情有所乐，则发之于声，寄之于音，故自生民以来，即有声乐。"蛮荒时期，先民跪

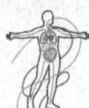

拜风雨雷电，嘴里发出祈祷的韵律，音乐便有了雏形。三皇五帝时期，伏羲氏作扶桑之乐，网罟（gǔ，渔网）之咏。音乐历经几千年演变，已经有了各种各样的形式，成为生活中不可缺少的部分。

音乐还可以用于养生防病。《黄帝内经》载"天有五音，人有五脏……此人与天地相应者也""百病生于气，而止于音"。《史记·乐书》记载："音乐者，所以动荡血脉，流通精神而和正心也。"音乐有动荡血脉，畅快精神，调整心神的作用。古希腊时期，亚里士多德通过观察，明确提出音乐能作为心理疗法让情绪失控的患者平静下来。前美国音乐治疗协会主席 K.Bruscia 在《音乐治疗定义》一书中提到了关于音乐治疗的定义：音乐治疗是一个系统的干预过程，运用音乐的听、唱、演奏、律动等各种方式促进人的健康。

什么是五音疗法呢？

五音疗法，是一种古老深邃的中华医学技术。它巧妙地将音乐与人的身心健康相结合，用五音来影响五脏。《黄帝内经》中说："肝在音为角，在声为呼，在志为怒，怒伤肝，悲胜怒；心在音为徵，在声为笑，在志为喜，喜伤心，恐胜喜；脾在音为宫，在声为歌，在志为思，思伤脾，怒胜思；肺在音为商，在声为哭，在志为忧，忧伤肺，喜胜忧；肾在音为羽，在声为呻，在志为恐；恐伤肾，思胜恐。"由此,五音宫、商、角、徵、羽,便与人的五脏相应,基于五行相生相克理论,调节情感,影响身体机能,平衡身心。例如,宫音舒缓宽广,对应脾脏,能平和情绪;商音清脆高亮,对应肺脏,能清新思绪。下面具体说说五音和五脏的关系,希望能给大家在生活中利用五音改善身体机能提供参考。

(一)广袤连绵的宫

宫音,为五音之首,相当于现代的 Do 音。中医理论中,宫音在五行中对应土,五色中对应黄,在五时中对应长夏,五脏中对应脾。脾是主管消化的器官。脾的功能是否正常,直接影响气血生成与运行。聆听宫音,能够调节脾胃的运化功能,促进全身气血的流畅运转。

宫调音乐常由埙等器乐演奏。其旋律安宁、柔和,仿佛大地般孕育众生,海纳百川,展现出无边无际的广袤和厚重。它的音色有如山脉的连绵,如森林的茂盛,宛如身处广阔的自然。

现代社会,人们常面临沉重的生活与工作压力,导致情绪紧张,焦虑担忧。当我们聆听宫调音乐时,心灵可以得到慰藉,如同细雨轻拂心灵的尘埃,使身心得到调节与平衡,达到一种自然放松的状态。更进一步,宫调音乐还

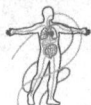

能调和脾胃。对于恶心呕吐、腹泻、饮食不化、腹胀、消瘦乏力、神衰失眠、肺虚气短、小便短少等脾胃虚弱症状，聆听宫调音乐可成为辅助治疗的有效方式，带来意想不到的康复之力。

宫音的曲目有《月光奏鸣曲》《十面埋伏》《春江花月夜》等。

（二）气势磅礴的商

商音，为五音之次，相当于现代的 Re 音，在五行中对应金，五色中对应白，在五时中对应秋季，五脏中对应肺。肺主管人体的气。除了为人体提供足够的氧气、排出二氧化碳外，肺的健康，还直接关系到我们体内的气是否运行通畅。聆听商音，可以调和肺部的宣发肃降，促进全身气机的升降出入。

商调音乐通常由钟、磬等金属性质的乐器演奏。其旋律浑厚、高亢，如金石碰撞，气势磅礴，震荡心肺。

在快节奏的现代生活中，我们常忽视对肺部的照顾，导致气短、咳嗽、哮喘等问题，尤其是经历了新冠感染，我们的肺部饱受病毒摧残，更需要进行保养。聆听商调音乐，就像是在给肺部做一次洗涤，恢复肺脏对气体的统率能力，促进身体内气的通畅运行。

更进一步,商调音乐还有助于调和情绪,缓解焦虑和紧张。对于情绪不稳、易怒、失眠等问题,聆听商调音乐可以作为一种有效的调节方式,帮助我们恢复内心的平静和稳定。

商音的曲目有《阳春白雪》《将军令》《金蛇狂舞》等。

(三)春风拂面的角

角音,相当于现代的 Mi 音,为五音之三,在五行中对应木,五色中对应青,在五时中对应春季,五脏中对应肝。中医理论中,肝的作用是主管疏泄和藏血,气血能否通畅运行,很大程度上取决于肝脏的功能是否正常。可以说,肝的健康状况直接影响着我们的情绪变化和气血流通。聆听角音,能够调和肝脏的疏泄功能,促进全身气机的流畅运转。

角调音乐常由竹笛、箫等乐器演奏。其旋律舒展、悠扬,高而不亢,如春风拂面,生机勃勃,充满活力,象征着春天的勃发与成长。聆听角调音乐,就像是沐浴在春天的阳光中,让我们的心灵得到放松与滋养。

从症状来说,角调音乐能帮助我们调节情绪,舒缓紧张的心情。对于情绪低落、抑郁、焦虑等问题,聆听角调音乐可作为一种有效的调节方式,帮助我们恢复内心的平

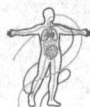

衡与宁静。此外，由于角调音乐能促进气血流通，对于肝气郁结、胸胁胀满、月经不调、头目眩晕等病症，具有辅助治疗的功效。

角音的曲目有《胡笳十八拍》《春风得意》《江南好》等。

（四）热烈欢快的徵

徵音，为五音之四，相当于现代的 So 音，与五行中的火、五色中的赤、五时中的夏季以及五脏中的心相应。在中医理论中，心被视为君主之官，主宰着人体的血脉和神志。它的功能正常与否直接关系到人体的生命活动。徵音的特性与心的属性相契合。因此，聆听徵音能够调和心脏的功能，促进血脉的畅通，对身心健康有着深远的影响。

徵调音乐常常由古筝、琵琶等弦乐器演奏。其旋律热烈、欢快，充满生机，仿佛夏日的烈阳，照亮了人们的心灵。徵调入心经和小肠经，可以疏导血脉，平稳血压，疏通小肠，祛毒疗伤。平时有心血管疾病，以及内脏下垂、心悸怔忡、胸闷气短、情绪低落等病症的人可以多听一些徵音。

徵音不仅能够调节心脏功能，促进血脉畅通，还能激发人们的热情和活力，提升生活的质量。由于心藏神，所以有头晕目眩、神疲乏力、神思恍惚等情志病的患者多听徵音,可起到安神定心的作用。对于心悸、失眠、健忘、烦躁等由心神不宁引起的症状,徵调音乐能够发挥良好的辅助治疗作用。此外,徵音还能帮助人们调节情绪,释放内心的压力,使人们在繁忙的生活中找到乐趣和动力。

徵音的曲目丰富多样,如《山居吟》《步步高》《喜洋洋》等。

(五)上善若水的羽

羽音,为五音之终,相当于现代的 La 音,曲调缠绵婉约,曲意悱恻幽深。它在五行中对应水,五色中对应黑,在五时中对应冬季,五脏中对应肾。在中医的理论体系中,肾被视为先天之本,主藏精、主水、主纳气,其功能的重要性不言而喻。人体 70% 都是水,如前文中所说,如果水液的运行出现障碍,凝聚在一个地方,会影响全身各个器官的正常运行。

羽音因其柔和、深沉的特性,与肾的属性相契合。聆听羽音能够调和肾脏的功能,预防水液代谢异常,对于全身气血通畅与否,起到重要作用。

羽调音乐常由箫、笛等乐器演奏。其旋律轻柔,如潺潺流水,细雨绵绵,给人以宁静、深远的感觉。它如同冬

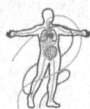

日的雪花，纯净而深沉，能够洗涤人们内心的尘埃，使心灵得到宁静与平和。

中医认为，水曰润下，主闭藏。而肾在五行属水，水主肾，故羽调式音乐可促进全身气机的下降，利于气机正常运行。脏腑之中，羽音与肾、膀胱相对应，对于尿频、腰酸、性欲低、五更泻等症有很好的治疗效果。除此之外，羽音不仅能够调和肾与膀胱的功能，促进全身气血的流畅，还能帮助人们调节情绪，释放内心的压力。对于焦虑、烦躁、失眠等情绪问题，聆听羽调音乐能够发挥良好的调节作用，帮助我们恢复内心的平静与稳定。

羽音的曲目有《梅花三弄》《二泉映月》《梁祝》等。

总的来说，五音养生是中国传统养生文化的重要组成部分，能够调和五脏六腑，促进全身气血的流畅，维护身心健康。

二、自然拟声

微风拂过树叶的沙沙声，海浪拍打岸边的轰鸣声，又或是鸟儿的歌唱，都被我们称为自然声音。我们生于自然，长于自然，这些声音是大自然的馈赠。

近年来，科学家们开始关注自然声音对人类健康的影响。身处自然环境,声音可以对我们的身心产生积极健康的影响。研究表明,自然声音具有舒缓压力、改善情绪、提升注意力等多种益处。

首先,自然声音有助于缓解压力。研究表明,接触自然环境中的声音,如鸟鸣、水流声、风吹树叶声等,能够降低人体的应激反应,减轻焦虑和压力。其次,自然声音能提升心情和情绪。当我们身处自然环境中,听到那些熟悉而舒适的声音时,会不由自主地感到愉悦和满足。这种积极的情绪状态有助于增强我们的幸福感。此外,自然声音还有助于提高注意力和专注力。研究发现,与自然环境中的声音相比,城市噪声更容易分散人们的注意力。因此,在自然声音的陪伴下工作和学习,可以帮助我们更好地集中注意力,提高效率和创造力。

除了能缓解心理问题,自然声音对我们的生理状态也能产生明显的影响。研究表明,聆听自然声音可以降低心率和血压,减少心血管疾病的风险。自然声音能够引发人们的放松反应,减轻身体的紧张状态,从而降低心血管系统的负担。这种放松状态有助于改善血液循环,维护心血管健康。

自然声音有助于改善睡眠质量。良好的睡眠是维持生理健康的重要因素之一。现代生活中的噪声污染常常干扰人们的睡眠,相比之下,自然声音能够提供一个安静、舒

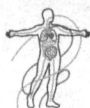

适的环境，有助于放松身心，促进睡眠。因此，在繁忙而不得脱身的都市生活中，自然拟声则成为一种独特的治愈方式。

生活中有哪些可以利用的自然拟声呢？

（一）森林声

森林，被誉为大自然的肺，其广阔的绿色怀抱不仅为地球提供了宝贵的氧气资源，更是无数生灵繁衍生息的乐园。当人们漫步在郁郁葱葱的林间小径时，可以聆听到每一片树叶在微风中轻轻摇曳发出的沙沙声响，仿佛是大自然的低语，诉说着生命的轮回与宁静。

这些来自大自然的最原始声音疗法，对现代人来说具有不可估量的心理疗效。在快节奏、高压力的生活环境下，人们常常感到身心疲惫，甚至伴有焦虑和抑郁的情绪。而走进森林，沉浸在这份宁静与和谐的环境之中，能够让人们的神经系统得到深深地放松，从而达到降低压力、缓解焦虑和抑郁情绪的效果。

中医理论中，木与肝脏对应，森林树木的哗哗声，宛如是给肝脏的按摩，帮助肝脏更好地发挥对气血运行的调节作用。

这种声音疗法融合了我们之前提到的散步以及园艺疗

法。这也告诉我们大家，养生的方法千千万，完全可以将多种养生方法融合使用。

（二）篝火声

篝火，是人类历史上最古老的照明和取暖方式之一。它所发出的声音同样具有强大的治愈力量。当夜幕降临，围坐在熊熊燃烧的篝火旁，噼啪作响的火焰声，不仅带来了温暖，更能引发内心的宁静。篝火声对我们心灵产生的抚慰效果是刻在基因里的，远古之时，夜幕降临，黑暗中，熊熊燃烧的火焰是人类度过夜晚的生命之光，象征着希望和安全。

篝火的声音有着独特的节奏和韵律，每一次火焰的爆裂都使人感受到生命的活力和节奏。这种声音能够刺激我们的感官，让我们从日常的烦恼和压力中解脱出来，进入一种放松的状态。篝火声还能够激发情感共鸣，火光下的温暖和团聚的氛围，让我们感受到安全和归属。这种情感上的满足和安慰，有助于缓解孤独和焦虑的情绪，提升我们的心理健康。

中医理论中，火焰与心脏对应，象征光明，炽热。聆听篝火声，有助于激发心脏对血液的控制功能，更好地助力气血运行。

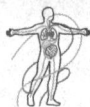

现代社会中，虽然我们很难接触到篝火，但可以利用网络，寻找记录篝火的音视频文件，在家中享受先祖们的希望之音。

（三）溪水声

如果说火焰是人类在黑暗和寒冷中的希望之光，那么流水就是人类的生命之光。

潺潺的水声，低吟浅唱，犹如一首悠扬的大自然交响曲。其独特的节奏和音韵蕴含着一种能抚慰人心的力量，使人们的内心逐渐卸下了防备，紧绷的精神状态也在这种独特的疗法中得以松弛。当我们聆听溪流潺潺的声音时，往往感受到宁静与安详。溪水声可以使人们放松心情、改善睡眠质量、降低血压与心率、增强注意力等。

中医理论中，水与肾脏对应，象征收藏，安静，聆听溪水声，有助于发挥肾脏主管水液的功能，防止身体中的水液出现不正常的凝聚，有助于身体中气血运行通畅。

（四）麦浪声

麦浪声，是大自然最朴实无华的乐章。每当春夏之交，金黄的麦穗在微风的吹拂下会涌起一阵阵波涛般的声响。

这种声音，仿佛是大地母亲的摇篮曲，给人带来无尽的安宁与希望。

站在麦田的边缘，闭上眼睛，让那阵阵麦浪声涌入耳中，你会感到一种由内而外的放松。这不仅仅是一种听觉的享受，更是一种心灵的洗礼。那麦浪翻滚的声音就像是在述说一个又一个关于生命、关于成长的故事。

麦浪声有着独特的治愈效果。研究表明，这种有规律、节奏明快的声音能够有效缓解人们的紧张情绪，帮助人们放松身心。不仅如此，麦浪声还能够激发人们的积极情绪，提升生活的幸福感。

麦浪声还对生理健康有着积极的影响。在麦田中散步、呼吸新鲜空气、聆听麦浪声，可以有效降低血压、心率等指标，对预防心血管疾病有着显著的效果。

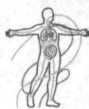

第五节 呼吸相通——鼻

呼吸是维持生命活动不可或缺的行为。然而在生活中，我们很少意识到可以通过控制呼吸来改善身心健康。实际上，无论是中医理论还是西医理论，都十分看重呼吸的重要性。从中医理论来说，呼吸是人体气的产生和运动过程中至关重要的环节。《黄帝内经》提出了"调息""调气""调神"等重要养生观念。道家养气理论中，有用后天之气养先天之气的说法，即所谓的"根底于先天，而养长于后天"。从西医理论来说，呼吸能保证我们身体摄入足够的氧气，并排出二氧化碳，维持正常的生命活动。

一、深呼吸

深呼吸，随时随地都可以做，只要保证吸气、呼气都达到最大程度即可。不过，通过深呼吸来养生需要一定的技巧。

我们可以选择安静舒适、空气清新的地方，放松身体，闭上眼睛。然后，用鼻子慢慢地吸气，让气流进入肺部底部，同时，要将意识放在腹部，感觉腹部在膨胀。当感到肺部充盈后，记住要屏气几秒钟，以便气体交换。之后，慢慢地呼气，使腹部慢慢收缩，将肺部的气体完全排出即可。

深呼吸的好处有很多。首先，深呼吸可以缓解压力，放松我们的身心，减轻紧张和焦虑感。其次，深呼吸可以提高我们的注意力和专注力，让我们能更好地投入工作和学习中。此外，深呼吸可以促进血液循环，并锻炼我们的肺部的呼吸功能。明代张三丰在《太极拳论》中提到"内息深沉，周身舒展"，从中医角度来说，就是深呼吸可以同时促进血和气的流动，起到促进气血畅通的功效。

不过，虽然深呼吸的好处有很多，但也要量力而行。对于本身就有肺部疾病的人群来说，还是要在医生的指导下进行。对于健康的人群来说，也不要太频繁进行深呼吸，过深过快的呼吸可能会导致呼吸性碱中毒。

二、腹式呼吸

《素问·四气调神大论》记载："春夏养阳，秋冬养

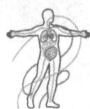

阴。""春夏宜深呼，秋冬宜深息。深呼者，气从脐上入于肺也。深息者，气从肺中出于脐也。通调五脏，此之谓也。"这段文字说了腹式呼吸对于养生的重要意义。

腹式呼吸，也被称为横膈膜呼吸或深层呼吸，是一种通过扩大腹部来吸入和排出空气的呼吸方法。在这种呼吸方法中，腹部将取代胸部成为呼吸的中心。当吸气时，腹部向外扩张，横膈膜下降，使得肺部能够吸入更多的空气。呼气时，腹部内收，横膈膜上升，帮助排出肺部的气体。

如果只采用胸式呼吸方法会使得肺底部的许多肺泡处于待机状态，无法得到锻炼。长期处于这种状态，我们身体的一些部位可能会出现缺氧的状况，同时，也会增加患慢性病的风险。这样看来，腹式呼吸的重要性就显而易见了。

值得一提的是，胎儿一出生，便是采取腹式呼吸的方法。中国古代养生理论，也强调腹式呼吸的重要性。比如我们熟知的"意守丹田""虚其心，实其腹""精神内守"等说法，就是在说腹式呼吸。

怎样进行腹式呼吸呢？

首先，我们先采取一个放松的姿势，最好是仰卧在床上，并解开腹部的束缚，全身放松，意念集中于小腹，随着小腹隆起与落下而呼吸。

细心的朋友可能发现了,腹式呼吸和深呼吸很像,都是利用腹部的起伏进行呼吸。其实就是这样,深呼吸就是腹式呼吸的一种,不同的是,腹式呼吸的时候,我们要将意识主动放在小腹,即所谓的"意守丹田"。而且,深呼吸不能经常做,但腹式呼吸可以,当我们熟悉了腹式呼吸后,便不再局限于卧床,可以在运动时,或者平常生活中采用腹式呼吸法。

腹式呼吸的好处有很多。和深呼吸一样,腹式呼吸可以锻炼我们的肺部,让更多的肺泡参与气体循环,增加我们的肺活量。长期进行腹式呼吸锻炼,可以有效增加肺活量,有益于健康和长寿。此外,腹式呼吸可以"按摩"我们的胃肠,改善消化系统的功能,同时能帮助大肠排出食物残渣。

三、六字诀呼吸

六字诀是一种以呼吸时发出声音为特点的呼吸法,最早见于南北朝时期陶弘景的《养性延命录》。书中记载:"纳气有一,吐气有六。纳气一者,谓吸也;吐气六者,谓吹、呼、唏、呵、嘘、呬,皆出气也。凡人之息,一呼一吸,元有此数。欲为长息吐气之法,时寒可吹,时温可呼。委

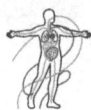

曲治病，吹以去风，呼以去热，唏以去烦，呵以下气，嘘以散滞，呬以解极。凡入极者，则多嘘呬。道家行气，率不欲嘘呬。嘘呬者，长息之忌也。"其提到的吹、呼、吸、呵、嘘、呬，便是六字诀呼吸法。

自六字诀现世以来，历代医家都对其有过发展和论述。隋唐时期，天台宗创始人高僧智𫖮便提到过："但观心想，用六种气治病者，即观能治病。何谓六种气，一吹、二呼、三嘻、四呵、五嘘、六呬。此六种息皆于唇口中，想心方便，转侧而坐，绵微而用。"

到了明清时期，六字诀的应用更加成熟。医家胡文焕在《养生导引法》中明确指出了六字诀与五脏和疾病的关系。"呬字：呬主肺，肺连五脏。受风即鼻塞，有疾作呬，吐纳治之。呵字：呵主心，心连舌、五脏。心热舌干，有疾作呵，吐纳治之。呼字：呼主脾，脾连唇。论云：脾湿即唇焦。有疾作呼，吐纳治之。嘘字：嘘主肝，肝连目。论云：肝盛即目赤。有疾作嘘，吐纳治之。吹字：吹主肾，肾连耳。论云：肾虚即耳聋。有疾作吹，吐纳治之。嘻字：嘻主三焦。有疾作嘻，吐纳治之。"

六字诀究竟有什么作用呢？

中医理论认为，六字诀的五个字可以补益各个脏腑。现代研究也发现，练习六字诀可以增强肺功能，并调理脾胃的消化功能，对肾脏和大脑的功能均有不同程度的调理作用。将六个字分为不同组合配合使用时，还可以起到类似药方的协同组合作用。例如，当练习六字诀时，重点练习"呼""呬""吹"三个字，可以起到培土生金的作用，即通过治疗脾胃来治疗肺脏。

除此之外，让运动障碍的患者重点练习"呼""呬""吹""呵"四个字，发现可以促进患者的气血运行，恢复运动功能。六字诀还有助于改善失眠、缓解情绪，可谓功效多多。事实上，现代很多研究证明，在用药的同时，使用六字诀呼吸法的患者的疗效明显好于未使用的患者。

经过几千年的发展，六字诀演化出了很多锻炼方法，包括在练习的时候结合运动姿势，或者结合针灸等。但对于日常来说，当然是越方便越好。其实，六字诀的训练方法很简单，对于我们一般人来说，只需要将这六个字熟读，并在呼吸时念出来就好了。

具体的方式是这样：首先，保持站立姿势，全身放松，采用鼻吸口呼和腹式呼吸的呼吸方法，吸气时鼓起小腹，接着屏气2～3秒，按照顺序，发出"嘘""呵""呼""呬""吹""嘻"六个音，将一个字重复六次后调整呼吸，接着读下一个字。

练习六字诀时，一定要量力而行，灵活改变练习方法。例如，六字诀的"嘘""呵""呼""呬""吹""嘻"，分别针对肝、心、脾、肺、肾、三焦六个身体系统，练习的时

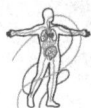

候，我们可以使用不同的组合，来尝试和观察这些字对身体的影响。

四、香囊

香囊，顾名思义，是一种装着香味材料的小袋子。在中国古代，香囊常常被用作衣服的点缀。屈原在《离骚》中写道："扈江离与辟芷兮，纫秋兰以为佩。"佩戴香囊被认为可以辟邪散秽。部分地区有佩戴香囊的习俗，用以祛除邪祟。

在医学领域，香囊属于衣冠疗法，古人亦称此为"服气"，是一种不常被提及的外治方法。在香囊中填入具有不同疗效的药物，通过呼吸，人体可以持久而少量地摄入药物，达到润物细无声的治疗效果，正所谓"香在囊中藏，疾病何处安"。

用香囊治病的记载古已有之。香囊的主要用途，是在辟邪除秽和养生领域。《神农本草经》记载："香者，气之正，正气盛则除邪辟秽也。"辟邪方面，古人常在香囊中装入白芷、艾叶、藿香等气味辛香、具有防治瘟疫作用的药物，来防治传染病。例如，孙思邈的《备急千金要方》中便有佩戴装有太乙流金散的香囊来预防瘟疫的记载。在养生方面，以失眠为例，《本草纲目》中有用香囊装辰砂随身佩戴来治疗失眠的例子。在更早时期，晋代《肘后备急方》中也有用大豆枕头治疗失眠的记载。有研究证明，与未佩戴香囊的患者相比，佩戴了香囊的患者的康复率要显著高于未佩戴香囊的患者。

什么样的香囊，能通达气血，让身体保持通畅状态呢？

1. 通窍辟秽囊

组成为苏合香、薄荷、石菖蒲三味药材。苏合香具有开窍辟秽的作用；薄荷具有清利头目、疏肝行气的作用；石菖蒲具有开窍醒神的作用。这三味药味道辛香，可以通畅五官和脑窍。三味药同用，具有开窍醒神、芳香辟秽的功效。通窍辟秽囊适用于头晕耳鸣、鼻塞神昏的人群，对于这类人群来说，具有良好的缓解效果。

2. 活血祛瘀囊

组成为桃花、玫瑰花、桂花三味药材。桃花具有活血祛瘀的功效；玫瑰花具有疏肝解郁、活血止痛的功效；桂花具有活血化瘀的功效。三药同用，具有活血通经、祛瘀止痛的效果。活血祛瘀囊适用于身体内有瘀血、经络气血不通的人群。这三个花药均有活血的功效，对身体内久有留瘀的人群来说，是一个非常不错的选择。此外，这三个花药还可以美容养颜，味道芳香，尤其适合女性。

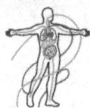

3. 祛湿醒脾囊

组成为藿香、佩兰、茉莉花三味药材。藿香具有祛湿化浊的功效；佩兰具有化湿醒脾的功效；茉莉花具有理气开郁、辟秽和中的功效。三药同用，具有芳香醒脾、化湿开胃的功效。祛湿醒脾囊对于食欲不振、身体懒重的人群，具有一定的缓解作用。

香囊种类繁多，可按需选择。当准备好香囊后，常用的方法是将其佩戴在身上，还可以挂在家里，或者装在枕头里、放在枕头旁。但是，我们要注意定期更换里面的药材和调整药材的用量，以免香囊的味道消散不显现作用，或过于浓烈，使呼吸不适。

通 向健康

第三章

各显神通：
"各个击破，通则无疾"

本章从中医理论与实践出发，介绍了冠心病、糖尿病、失眠、便秘等常见病证的概念、发病机制及相应的预防和保健措施。

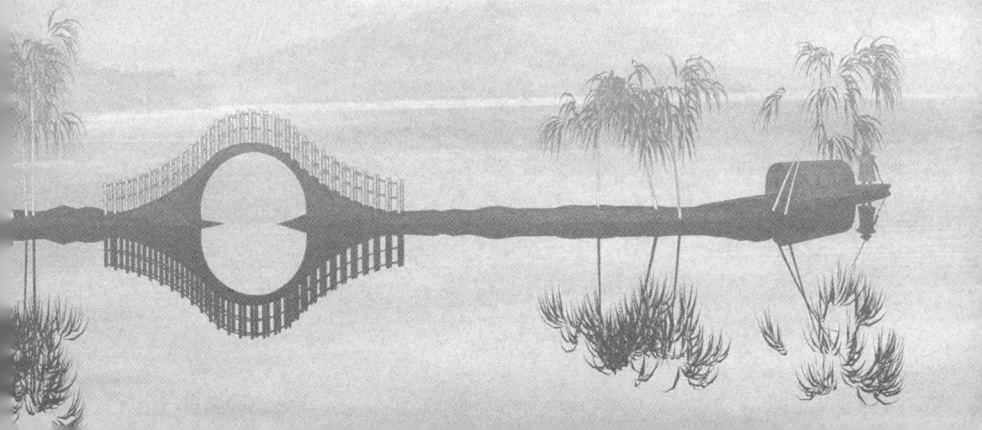

第一节　疏通血管，预防冠心病

一、冠心病

（一）中医如何认识冠心病

冠心病属于中医"胸痹""真心痛"等范畴。《灵枢·厥病》中"厥心痛，与背相控""痛如以锥针刺其心""真心痛，手足清至节，心痛甚，旦发夕死，夕发旦死"，说的是本病有心痛连背、像锥子刺、手脚关节发青、致死迅速的特点。医圣张仲景所著《金匮要略》提出"心痛""胸痹"的名称，也描述了"胸背痛""心痛彻背，背痛彻心"等症状。

中医认为，冠心病常常是由寒凝、气滞、痰湿、瘀血痹阻心之血脉导致的，具体如下。

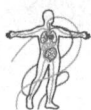

1. 寒凝心脉

寒邪具有收引凝滞的特点。巢元方在《诸病源候论》中说的"寒气客于五脏六腑，因虚而发，上冲胸间，则胸痹"，强调了寒邪在胸痹发病中的关键作用。水管中的水低于0℃时会结成冰，导致水管堵塞。身体内里的血液也是如此，受寒后，血管出现紧缩，血液流速减缓，直观感受是身体发紧、手指发青发紫，血液向心胸部流动受阻，导致心脏缺血，引发冠心病。所以，患者常常冬天容易出现胸闷、刺痛。网上有人打趣说：三亚是黑龙江省的三亚。这是指三亚市东北人比较多，而且大都是黑龙江人，因为他们常常冬天到三亚避寒，夏季时再回到家乡，这是因为冬季寒冷，容易导致心脉不畅，往往诱发冠心病。

2. 痰湿阻滞

中医认为脾胃是后天之本，具有运化水谷精微的作用。若是暴饮暴食、过食生冷与肥甘厚腻、饮酒过度可以损伤脾胃，过剩的营养物质转变为痰湿、膏脂，堆积在血管壁，好比多日未刷的餐具，油渍不易祛除。这些"油渍"和"腐烂之气"可以上扰心脉，导致血管中出现也"油渍"，并与血液结合堵塞血管，逐渐发为冠心病。这类患者往往在阴雨天气症状加重。

3. 气滞血瘀

中医认为"气为血之帅"，意思就是气能带动血液在身体里流动。如果一个人情绪总是不好，爱发脾气、焦虑等，就会影响气的正常运行，让血液流动不顺畅，慢慢地血液就容易在心胸部这个地方瘀堵起来，最后就可能引发冠心病。这种冠心病，受情绪影响特别大。好多患者就是在生气之后，突然感觉胸口一阵刺痛，去医院一检查，原来是冠心病犯了。

（二）"通"法预防

冠心病起病较急，许多患者有濒死感，严重者会出现心脏骤停，危及生命，所以，预防此类疾病的发生是很有必要的。该病本质是血脉不畅通，"通"法在预防和治疗此疾病中扮演重要角色。

1. 游泳

"动以养形。"游泳属于运动强度比较大的锻炼项目，对于加强心肺功能具有很大的作用。实践证明，长期进行游泳锻炼的人得冠心病的可能性远比不进行运动的人要低，所以，游泳对于冠心病是有预防保健作用的。坚持游泳，可以改善血液质量，增加血液中脂蛋白的比值，加速糖类的代谢，使胰岛素反应更加灵敏，血小板不易凝结，纤维蛋白更容易被溶解，从而使动脉粥样硬化不易形成。但是冠心病患者，一定要在医生指导下适度运动，不可逞强，以免引发急症。

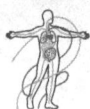

2."吃"通血管

（1）大枣桂枝炖牛肉

组成：桂枝9克，牛肉150克，胡萝卜250克，黄酒10毫升，上汤1000毫升，大枣数枚，葱、姜、盐各适量。

制法：把大枣洗净去核，桂枝洗净，牛肉洗净切成4厘米大小的方块，胡萝卜洗净切成4厘米大小的方块，姜拍松，葱切段。把牛肉、大枣、桂枝、胡萝卜、黄酒、葱、姜、盐放入炖锅内，加入上汤1000毫升，用武火烧沸，再用文火炖煮1小时即成。

功效：温通血脉。

（2）桃仁粥

组成：桃仁20克，粳米适量。

制法：将桃仁煮熟，去皮尖，取汁与粳米同煮；亦可将桃仁捣烂，加水研汁去渣，然后与粳米一同煮粥。

功效：活血通脉。

（3）葛根薏苡仁粥

组成：粉葛根100克，生薏苡仁25克，粳米30克。

制法：将粉葛根去皮，洗净，切片。生薏苡仁、粳米洗净。全部用料一起入锅，加适量清水，文火煮成稀粥。

功效：行气通脉。

（4）参芪汤

组成：人参3克，黄芪50克，乌骨鸡1只，盐适量。

制法：杀鸡去内脏，洗净并切块备用。黄芪、人参装入药袋。鸡块和药袋用文火同炖至肉烂，弃药袋，加适量盐即可。

功效：气血双补。

（5）石决明粥

组成：煅石决明 25 克，粳米 100 克。

制法：将石决明打碎，入砂锅内，加水适量，用武火煎 1 小时，去渣取汁，并与粳米一起煮。

功效：滋阴通脉。

3. 足浴

（1）薤白丹参方

组成：薤白 60 克，丹参 30 克，川芎 15 克。

制法：将上述 3 味药放入锅中，加水适量，煎煮 30 分钟，去渣取汁，与 3000 毫升开水同入泡脚桶中。

用法：先熏蒸后泡足，每次 15 ～ 20 分钟，每晚 1 次，10 天为 1 个疗程。

功效：温通心阳，活血化瘀。适用于心痛如绞，遇寒加重。

（2）万年青益母草方

组成：益母草 100 克，万年青 60 克，川芎 20 克。

制法：将以上 3 味中药放入锅中，加水适量，煎煮 30 分钟，去渣取汁，与 3000 毫升开水同入泡脚桶中。

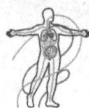

用法：先熏蒸后泡足，每次 15～20 分钟，每晚 1 次，10 天为 1 个疗程。

功效：清热化瘀，强心活血。适用于心痛如刺，夜晚加重。

（3）橘皮杏仁方

组成：鲜橘皮 100 克（干品 50 克），杏仁 30 克，茜草根 20 克。

制法：将以上 3 味中药放入锅内，加水适量，煎煮 30 分钟，去渣取汁，与 3000 毫升开水同入泡脚桶中。

用法：先熏蒸后泡足，每次 15～20 分钟，每晚 1 次，10 天为 1 个疗程。

功效：化痰通脉，活血安神。适用于胸部憋闷，阴雨天加重。

4. 点穴通脉

（1）点按内关穴

《备急千金要方》记载："凡心实者，则心中暴痛，虚则心烦，惕然不能动，失智，内关主之。"

位置：内关穴位于前臂掌侧腕横纹上 2 寸，掌长肌腱与桡侧腕屈肌腱之间。

方法：当心绞痛、心律失常发作时，可用力不停地点按内关穴，其压力强度视耐受程度而定，通常每次点按 3 分钟，间歇 1 分钟。

（2）揉按灵道穴

《经穴解》谓："心主神明，此穴为心经所行，故曰灵道，走而不守也。"灵道，即神灵之道路。心主神明，此穴走而不守，故可用来通心脉之闭塞。《黄帝明堂经》记载灵道："主悲恐，心痛相引。"

位置：位于前臂掌侧，当尺侧腕屈肌腱桡侧缘，腕横纹上 1.5 寸处。

方法：冠心病患者心绞痛发作时，可用拇指先轻揉灵道穴 1 分钟，然后重压按摩 2 分钟，最后轻揉 1 分钟，能明显减轻心绞痛的症状。在心绞痛缓解阶段，可每日上午和下午各揉按 1 次，10 日为 1 个调养周期，间隔 2～3 日再进行下个调养周期。

（3）点按至阳穴

位置：位于后背正中线，在第 7 胸椎棘突下凹陷中。

方法：在心绞痛发生时，立即用拇指点按揉压至阳穴，其压力强度视耐受程度而定，时间持续 3 分钟以上，可缓解疼痛。为了防止心绞痛复发，每日可按压至阳穴 3～5 次，每次按压 3 分钟以上，通常以 10 日为 1 个调养周期，连续按压 2～3 个调养周期，以确保疗效。

（4）掐按郄门穴

位置：位于腕横纹上 5 寸，掌长肌腱与桡侧腕屈肌腱之间。

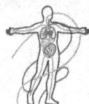

方法：用两手拇指指峰交替掐按郄门穴，由轻到重，使酸胀感向上臂、胸前扩散。通常每次掐按 1～2 分钟或掐按到心绞痛缓解为止，可连续应用。

二、高血压

（一）中医如何认识高血压

高血压病属于中医学"头痛""眩晕""中风"范畴。古籍中有许多相关记载。例如《黄帝内经》记载的"诸风掉眩，皆属于肝""肾虚则头重高摇，髓海不足，则脑转耳鸣"，认为眩晕与肝肾有关。《备急千金要方》指出的"肝厥头痛，肝火厥逆，上亢头脑也""其痛必至巅顶，以肝之脉与督脉会于巅故也……肝厥头痛必多眩晕"，认为头痛、眩晕是肝火厥逆所致。《丹溪心法》中"无痰不眩，无火不晕"，则认为痰与火是引起本病的另一种原因。

中医认为，高血压主要由情志失调、饮食不节、久病过劳以及先天禀赋不足等因素所致。这些因素会导致机体脏腑、经络的气血功能紊乱，阴阳失衡，清窍受阻；也可导致风阳夹痰、夹瘀上扰头腑，致使经络、血脉堵塞，最终出现头晕、头痛等高血压病症。

1. 肝火上冲

人长时间精神紧张,肝就容易出问题。肝的气运行不畅,时间长了就会生火,把肝里的阴液给消耗掉,这样一来,身体的阴阳就不平衡了,肝阳就会变得太旺盛。还有一种情况,有的人脾气特别暴躁,一点就着,这种火爆的情绪也会让肝火特别旺。在中医里,肝被叫作"将军"。它的力量很强,肝火、肝阳旺起来,就会一股脑地往头部冲,把头部的清窍给堵住,高血压就这么得上了。像这种因为情绪问题引发高血压的患者,血压常常会跟着情绪的变化而波动,一生气、一着急,血压就容易升高。

2. 痰湿阻窍

平时如果总吃大鱼大肉、油腻甜腻的食物,或者喝酒喝得太多,就会把脾胃给伤着。脾胃一受伤,就没办法好好消化胃里那些吃进去的东西,就好像胃里积攒了一堆残羹剩菜消化不了,时间长了,身体里就会产生湿浊。这湿浊就像厨房顽固的油渍,特别难清理。这些湿浊会在身体里越积越多,慢慢地就把血管脉络给堵住了,还会往上干扰头部的正常功能,这样就容易引发高血压。一般得这种高血压的人体型都比较胖。

3. 肾虚阳亢

人如果总是劳累过度,或者上了年纪,身体就容易出问题。尤其是老年人,他们的肾本来就比较虚,肾里的营

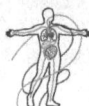

养少了，就没办法好好滋养肝脏。肝脏得不到足够的滋养，就会变得很"暴躁"，肝阳变得特别旺盛，就像小火苗一下子烧大了。同时，身体里还会产生一些不好的"风气"，即所谓肝风，其与"外风"相对，比喻人像树木一样被内在的肝风影响，而见震颤、左右摇摆而头痛头晕等。这些问题凑在一起，就会让身体里的阴阳失去平衡，特别是肝和肾的平衡被打破，结果就是身体下面虚，上面却很亢奋，这样就容易得高血压这类病。所以说，老年人的身体条件决定了他们比年轻人更容易患上高血压。

（二）"通"法预防

1. 按摩疗法

双手对掌搓热，从前额向下推到喉前，再用单手掌或双手掌从颈项向下推搓 4 ～ 6 次，重复做 4 ～ 6 次。

双手拇指按在两侧太阳穴点揉 10 次，再沿头部临泣穴推至风池穴（沿胆经线路），点揉半分钟，重复做 4 ～ 6 次。

两手分别按摩左、右耳轮，反复摩擦半分钟，然后用中指尖插入耳孔内震动数十次，再堵住耳孔稍停后猛力拔出，重复做 2 ～ 4 次。

两手在头顶部进行十指梳发式或五指合拢式雀啄叩打，各重复 10 ～ 20 次。

用食指或拇指推摩鼻翼两侧 10 ～ 20 次，再用拇、食指捏鼻柱 6 ～ 10 次。

用拇指掐点左、右神门穴各 10 ～ 20 次。

用四指掐或搓左、右足心的涌泉穴各 60 ～ 100 次。

2. 推拿疗法

保健按摩，如洗面、揉叩头皮、浴眼、擦鼻、叩齿、梳头、鼓耳、抚枕后、举手、搓腰眼、揉腹、练腿、搓脚心等都有疏导气血、扩张血管、降低血压、改善症状的作用。每日 2 次，每次 3 ～ 5 分钟。

3. 鼻嗅疗法

将适量菊花装入枕头，夜间睡眠时枕之。鼻嗅疗法通过吸入中药的气味，可使药物直接作用于肺部，适用于高血压性眩晕患者。

4. 药枕疗法

野菊花、灯心草、石菖蒲、晚蚕砂适量，捣碎成粗末，放入枕头，这样药物可以直达头部。药枕疗法具有平衡气血、调节阴阳、治病祛邪之功效。

5. 足浴

（1）桑枝桑叶降压液

组成：桑枝、桑叶、茺蔚子各 10 ～ 15 克。

制法：将诸药择净，同放锅中，加水 1000 毫升，浸泡 5 ～ 10 分钟后，煎至 600 毫升，放入浴盆中。

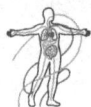

用法：在 40 ～ 50℃水温时泡脚 30 ～ 40 分钟，洗足擦干后就寝，每晚 1 次。

功效：清热泄肝。适用于肝火上炎导致的高血压。

（2）罗布麻叶降压液

组成：罗布麻叶 15 克，牡蛎 15 克，豨莶草 10 克，夜交藤 10 克，吴茱萸 10 克。

制法：将上药择净，放入药罐中，加入清水适量，浸泡 5 ～ 10 分钟后，水煎取汁，倒入浴盆中。

用法：候温时足浴，每日 1 ～ 2 次，每次 10 ～ 15 分钟，每日 1 剂，连续 7 ～ 10 天。

功效：平肝潜阳，清热安神。适用于血压上升，头目昏花，肢体麻木，水肿，心悸，失眠多梦，小便短少者。

（3）瓜藤降压液

组成：香瓜藤 40 克，冬瓜藤 40 克，西瓜藤 40 克，黄瓜藤 40 克。

制法：将香瓜藤、冬瓜藤、西瓜藤和黄瓜藤择洗净后切碎，水煎取汁。

用法：趁热洗浴双脚，每次 20 ～ 30 分钟，每日 2 次。

功效：清热平肝，利湿通络。适用于痰湿及肝火亢盛型高血压患者，可缓解头晕头痛、失眠、肢肿等症状。

（4）磁石决明降压液

组成：磁石 45 克，决明子 60 克，草决明 60 克，米醋

100毫升。

制法:将磁石、决明子、草决明用水煎取汁,加入米醋搅匀。

用法:趁热洗浴双脚,每次20～30分钟,每晚睡前洗浴1次。

功效:平肝潜阳,镇静安神。适用于各种证型的高血压患者,对肝火亢盛型、阴虚阳亢型及肝肾阴虚型患者效果尤佳,能缓解头晕头痛、心烦失眠等症状。

(5)绿茶龙胆草降压液

组成:粗老绿茶5克,龙胆草5克。

制法:将粗老绿茶、龙胆草同入锅中,加水适量,煎煮20分钟,过滤取汁,供浸泡洗脚用。

用法:泡脚,每次15～20分钟,每晚1次,10天为1个疗程。

功效:清热泻火,平肝降压。适用于肝火亢盛型高血压患者。

6. 代茶饮

(1)荷叶茶:荷叶茶具有清热解暑、扩张血管、降血压和减脂、减体重的功效。可用鲜荷叶半张洗净切碎,加适量的水,煮沸放凉后代茶饮用。

(2)莲子心茶:莲子心就是莲子中间青绿色的胚芽,味苦。用莲心12克,开水冲泡后代茶饮用,每日早、晚各

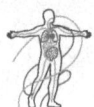

饮 1 次，具有降低血压、清热、安神、强心的作用，比较适合烦躁、失眠者，食欲不振、大便稀溏者慎用。

（3）桑寄生茶：中草药桑寄生为补肾补血药剂，用桑寄生煎汤代茶，对治疗高血压具有明显的辅助疗效。可以取桑寄生干品 15 克，煎煮 15 分钟后饮用，每日早、晚各 1 次。

（4）山楂茶：山楂所含的成分可以助消化，并通过扩张血管而降低血压。饮用方法为用新鲜山楂 1 ～ 2 枚沏水饮用，每日数次。

（5）葛根茶：葛根对因高血压引起的头痛、眩晕、耳鸣及腰酸腿痛等症状有较好的缓解功效。其制作方法十分简单，将葛根洗净切成薄片，每日 30 克，加水煮沸后代茶饮用。

（6）槐花茶：用开水浸泡晾干的槐花，每日数次，可以预防血压升高。另外，槐花还有收缩血管、止血等功效。槐花性味偏寒，脾虚便溏者慎用。

（7）绿茶：绿茶含有丰富的茶多酚，而茶多酚具有很强的抗氧化作用。有学者对喝绿茶的地区进行了专门研究，发现这些地区的肿瘤患者和动脉硬化患者远远低于其他地区。

第二节　以通为用，预防消化系统疾病

一、胃胀痛

（一）中医如何认识胃胀痛

胃脘疾病在西医中包括慢性胃炎、胃溃疡、反流性食管炎等，属于中医的"胃胀""胃痛""胃痞"等范畴，最早出现在《黄帝内经》中。《灵枢·邪气脏腑病形》曾记载的"胃病者，腹胀，胃脘当心而痛"最早对胃痛的病变部位进行了准确的描述。《素问·举痛论》"寒气客于肠胃之间，膜原之下，血不得散，小络急引故痛……寒气客于肠胃，厥逆上出，故痛而呕也"，提出了寒邪侵入人体是引起胃痛的原因之一。

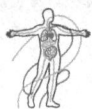

《素问·痹论》中的"饮食自倍，肠胃乃伤"，最早论述了饮食不节，可损伤脾胃，是导致胃痛的一个常见原因。《伤寒论》提出"心下痛"的症状，《丹溪心法》指出"心痛即胃脘痛"，可见胃脘病常发生的部位在剑突下的上腹部。

中医认为，胃病的病机主要是由于胃脘不通引起的。胃属于六腑，六腑以通为用。胃脘不通就会引起胃痛、胃胀等症状，具体如下。

1. 饮食积滞

我们吃进去的东西，最先影响的就是胃。我们平时说的"病从口入"，这话一点不假。食物从嘴巴进去，经过喉咙、食管，直接就到胃里了。如果吃的东西太凉、太辣，质地太硬，或者已经变质了，又或者吃饭没个节制，暴饮暴食，胃马上就会不舒服。很多人吃完东西后，就会感觉胃胀、胃痛，还有烧心、反酸的情况，这些多半就是因为饮食不当，伤到胃了。

2. 寒邪客胃

大家都知道，身体如果着了凉，就会浑身不舒服。胃也是一样，如果被寒邪侵犯，就容易出问题。寒邪这东西，就像冷空气一样，有收缩的作用。人冷的时候，会不自觉地打哆嗦，胃也是。一旦寒邪跑进胃里，胃黏膜、肌肉还有血管都会跟着收缩。这时候，胃就像被一只无形的手紧紧抓住，开始痉挛。寒邪伤胃的人，最明显的感觉就是胃痛，胃一阵阵地抽痛，难受得很。不过，只要给胃暖暖，比如喝点热水、用热水袋敷一敷，疼痛就能缓解不少。所以，平时一定要注意胃部保暖，别让寒邪有机会伤害我们的胃。

3. 气滞不通

大家肯定都有过这样的体验，心情如果不好，肚子就容易发胀。这是为什么呢？中医讲，肝有个很重要的作用，就是主疏泄，说白了，就是管着我们的情绪这一块儿。如果情绪一直不顺畅，老是愁眉苦脸、生气上火的，肝的疏泄功能就像被堵住了一样，没办法正常工作。这时候，身体里的气也就跟着不顺畅了，就像老话说的"气都气饱了"，明明没吃多少东西，却感觉肚子胀得慌。因为情绪不好导致这种情况的人，最明显的症状就是胃脘胀满，而且情绪越差，胀得就越厉害，如果一直不重视，严重的时候，还会出现胃痛。所以，保持好心情太重要了，不然遭罪的还是自己的身体。

（二）"通"法预防

老百姓经常说"民以食为天""病从口入"。胃是消化食物的场所，是与食物直接接触的器官。若是胃脘不通，影响人体消化吸收，会使患者出现"吃啥都不香"、食欲不振等症状，严重者会出现消瘦、抑郁等，影响着日常生活。俗话说，胃七分靠养，三分靠治，所以平时的保养是有必

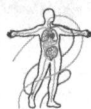

要的。通法是胃腑调养的关键，其病机是胃腑通降失调，只有把胃"通开"，才能"吃嘛嘛香"。

1. 民以食为天

（1）干姜花椒粥

组成：干姜5片，花椒2克，粳米100克，红糖15克。

制法：将前两味装入纱布袋中，与掏干净的粳米同煮。粥成，取出纱布袋即可。

服法：每早、晚吃粥，常服。

功效：暖胃散寒，温中止痛。对胃脘冷痛、呕吐、呃逆、口吐清水有疗效。

（2）甘楞粥

组成：煅瓦楞子20克，甘草10克，粳米100克。

制法：把煅瓦楞子、甘草研成细末，与粳米同煮成粥。

服法：每日3次，每次10克，温服。

功效：活血散瘀，制酸止痛。对瘀血胃痛，胃痛日久，反酸烧心，有刺痛感有疗效。

（3）红枣老姜饼

组成：老姜250克，红枣250克，猪油250克，面粉250克。

制法：把老姜洗干净，抹干水分。和红枣一起用猪油炸酥后研为细末，再与面粉调匀，加水适量做成小饼，蒸熟后食用。

服法：分2日食用。

功效：温中健脾，解痉止痛。十二指肠溃疡者，常服此饼，效佳。典型症状为空腹时胃痛，进食后好转。

（4）蒲公英粳米粥

组成：蒲公英30克，百合15克，粳米100克，冰糖50克。

制法：先将蒲公英冲洗干净，放锅内加水适量，煎煮30分钟后去渣留汁，再将百合、粳米分别淘洗后放药汁中以文火煮粥，粥熟加冰糖煮化即可。

服法：分2次温服，每日1剂。

功效：清热和胃，止痛。适用于胃脘灼热疼痛，痛势急迫，疼痛拒按，泛酸，嘈杂口渴者。典型症状为烧心反酸、疼痛拒按。

（5）内金莱菔粥

组成：鸡内金100克，莱菔子100克，粳米100克。

制法：先将鸡内金、莱菔子炒黄研末备用，再将粳米淘洗后放入锅中，加水适量煮粥，煮至粥将熟时加入鸡内金、莱菔子末，再煮沸5分钟即可。

服法：分2次服用，温服。

功效：消食，化积，止痛。适用于胃脘胀满，嗳腐吞酸，呕吐纳呆。典型症状为嗳腐吞酸，呕吐未消化食物。

（6）玫瑰佛手粳米粥

组成：玫瑰花15克，佛手15克，粳米100克，盐适量。

制法：将玫瑰花、佛手切细丝，粳米淘洗共放锅中，加盐调味即可。

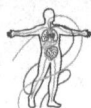

服法：分 2 次温服，每日 1 剂。

功效：疏肝，理气，止痛。适用于胃脘胀痛，痛连两肋，嗳气胸闷，不思饮食。典型症状是每当情绪波动胃脘胀痛加重。

2. 足浴

（1）姜桂香附浴

组成：肉桂 30 克，干姜 30 克，高良姜 50 克，香附 50 克。

制法：将上药以沸水浸泡，水温合适后将双足浸入药液中。

用法：每次 30 分钟，每日 3 次。

功效：温中补虚，理气止痛。

（2）两花一草佛手足浴

组成：芍药花、甘草、佛手、厚朴花各适量。

制法：将上药一同放入锅内，加水 1500 毫升，小火煎至 1000 毫升，弃去药渣，晾温，倒入盆中。

用法：浸泡双足 30 分钟，水凉可少量加热水。每晚 1 次，10 天为 1 个疗程。

功效：疏肝，行气，止痛。

（3）八药足浴

组成：香附 30 克，白芍 10 克，桂枝 10 克，厚朴 10 克，草豆蔻 10 克，茯苓 10 克，木香 10 克，干姜 10 克。

制法：上述药同入锅，加水 1500 毫升，小火煎至 1000 毫升，弃去药渣，晾温，倒入盆中。

用法：浸泡双足 30 分钟，水凉可少量加热水。每晚 1 次，10 天为 1 个疗程。

功效：行气止痛。

3. 点穴消胀通络

（1）梁丘穴

取穴方法：该穴位于伸展膝盖用力时，筋肉凸出处的凹陷处；从膝盖骨外侧端，约 3 个手指的上方也是该穴。

主治：胃痉挛、胃胀、急性胃痛等。该穴为足阳明胃经的重要穴位。

操作方法：自我按摩，用拇指的指腹端轻轻按揉此穴，以有轻微酸胀感为宜。

小提示：急性胃痛胃胀时，按揉此穴，可缓解。

（2）足三里穴

取穴方法：坐位屈膝 90 度，外膝眼下 4 横指，胫骨前脊外 1 横指（中指）处取穴。

主治：胃痛、胃胀、恶心、呕吐、痞满、消化不良等胃脘症状。

操作方法：自我按摩，用拇指的指腹端轻轻按揉此穴，或握拳用指关节叩击此处，以有轻微酸胀感为宜。

小提示：若是寒邪引起的胃痛胃胀（有受寒史，表现为疼痛拒按，遇寒加重，症状存在时间短），或者虚寒引起的胃痛胃胀（有长期胃病史，表现为胃痛隐隐，喜温喜按，症状存在时间长），可对足三里进行艾灸操作。

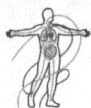

（3）中脘穴

取穴方法：肚脐上4个大拇指宽度即为此穴。

主治：胃痛、胃胀、恶心、呕吐、痞满、反酸、消化不良等胃脘症状。

操作方法：自我按摩，用拇指的指腹端轻轻按揉此穴。

小提示：若是寒邪引起胃痛胃胀（有受寒史，表现为疼痛拒按，遇寒加重，症状存在时间短），或者虚寒引起胃痛胃胀（有长期胃病史，表现为胃痛隐隐，喜温喜按，症状存在时间长），可配合足三里共同进行艾灸操作。

二、便秘

（一）中医如何认识便秘

便秘在中国古代医籍中早有记载。《素问·厥论》中"太阴之厥，则腹满䐜胀，后不利"，表述了便秘症状为腹胀、大便不通畅。《素问·举痛论》曾记载"热气留于小肠，肠中痛，瘅热焦渴则坚干不得出，故痛而闭不通矣"，阐明了便秘的原因。医圣张仲景在《伤寒杂病论》中提出"大便硬""脾约""胃家实"等便秘相关词汇，为中医学治疗便秘奠定了临床基础。便秘是指由于大肠传导功能失常导致的以大便排出困难，排便时间或排便间隔延长为临床特征的一种胃肠疾病。

中医认为，大肠传导功能失调是便秘的基本病机，简单地说就是肠道堵住了，具体如下。

1. 饮食阻滞

我们每天排出的大便和饮食消化紧密相关。食物进入身体后，先由胃和小肠吸收营养和水分，再经脾输送到全身，剩余的残渣传到大肠，大肠吸收部分水分后，最终形成大便排出体外。六腑需要保持通畅，持续接受、消化食物并向下传导。如果饮食没节制，暴饮暴食或吃太多难消化的食物，超出六腑承受能力，就容易便秘。肠道里的大便长时间排不出，会变得又干又硬，气味难闻。

2. 肠腑气滞

人的情绪和肝脏关系密切。肝能让身体里的气顺畅运行，还能管胆汁的分泌和排泄，帮助消化食物。如果情绪不好，身体里的气就乱了，脾胃也没办法正常工作，推动食物的力气不足，影响大肠排大便，就容易便秘。情绪不好会让胆汁分泌不正常，小肠不能好好消化食物，这也会加重大肠的负担，导致便秘。这种情况的人，大便通常又干又硬，很难拉出来，就算拉了也感觉没拉干净，肚子还会咕噜叫、老放屁，胸口和肋骨周围也觉得胀胀的不舒服。

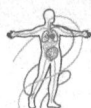

3. 肠道涩滞

肾对我们身体很重要。它掌管着全身的阴阳，是五脏六腑的"大管家"。人上了年纪，肾精慢慢变少。肾精不够，气也就生成不了，就会出现肾气不足。肾里面的气又分阴阳，所以，老年人就容易肾阴、肾阳都虚。肾还藏着精，精能生出髓，髓又和血的生成关系很大，所以，老年人也容易血虚。简单来说，老年人身体里的气、血、阴、阳都容易亏虚。

气不足或者阳气弱，就没有力气推动大便排出；血不足或者阴虚，肠道就得不到足够的滋润，这两种情况都会导致便秘。

如果气虚便秘，人就会觉得大便干干的，有便意却很难拉出来，拉完还特别累。如果血虚便秘，除了大便干结，脸色还会不好看，嘴唇颜色也很淡。阴虚便秘的话，大便干得像羊屎，人还会变得瘦瘦的，颧骨红红的，晚上睡觉容易出汗。阳虚便秘，大便干不干都有可能，但就是不好拉出来，手脚还总是冷冰冰的。

（二）"通"法预防

大部分便秘的病程较长，少部分病程较短。便秘患者较为痛苦，老年严重者会诱发心脑血管疾病，所以需要我们重视,平时的预防极为重要。

1. 慢走

若自身的体质比较差,或是患有基础疾病而无法进行剧烈活动者,可以选择慢走的方式辅助改善便秘。因为慢走能够在一定程度上促进胃肠道蠕动,有利于大便的顺利排出。但是在走路的时候,要注意控制时间及步频,避免长时间走路引起腿部肌肉劳损或者酸痛不适等。

2. 通便自得

(1)松核蜜汤

配方:松子仁 250 克,核桃仁 250 克,蜂蜜 500 克。

制法:将松子仁、核桃仁去衣,烘干研为细末,与蜂蜜和匀即成。

服法:每日早、晚各服 2 勺。

功效:养阴润肠。适用于年老体虚便秘患者。

(2)麻仁栗子糕

配方:火麻仁 10 克,芝麻 5 克,栗子粉 50 克,玉米面 50 克,红糖适量。

制法:将火麻仁、芝麻打碎,与栗子粉、玉米面、红糖拌匀,以水和面蒸成糕。

服法:点心服用。

功效:补气,润肠,通便。适用于年老体虚便秘患者。

(3)香槟粥

配方:木香 5 克,槟榔 5 克,粳米 100 克,冰糖适量。

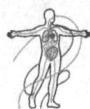

制法：先用水煎煮木香、槟榔，去渣留汁。再入粳米煮粥，粥将熟时加冰糖适量，稍煎待溶即可。

服法：可作早、晚餐服用。

功效：顺气，行滞，通便。用于情志失调的便秘患者。

（4）番泻叶鸡蛋汤

配方：番泻叶 5 ～ 10 克，鸡蛋 1 个，菠菜少许，食盐、味精适量。

制作方法：鸡蛋入碗中搅散备用。番泻叶水煎，去渣留汁；倒入鸡蛋，加菠菜、食盐、味精煮沸即可。

服法：可作早、晚餐服用。

功效：泻热导滞，润肠通便。适用于饮食不节的便秘患者。

3. 代茶饮

（1）黄芪女贞子茶

组成：黄芪 20 克，女贞子 20 克，桔梗 9 克，甘草 6 克，桂枝 6 克，白芍 15 克，当归 15 克，大枣 12 枚，生姜 3 片，饴糖适量。

制作方法：以上药物一同水煎。代茶频饮。

功效：益气温阳，养血通便。适用于老年人习惯性便秘。

（2）四仁通便茶

组成：杏仁 9 克，郁李仁 9 克，柏子仁 9 克，火麻仁 9 克。

制作方法：以上4味中药共捣烂，放入杯内，用开水冲泡，加盖，片刻即可。代茶频饮。

功效：润肠通便。适用于任何便秘。

（3）决明麻仁茶

组成：决明子50克，川芎15克，胡麻仁20克，莲藕10克。

制作方法：以上4味中药共捣烂，放入杯内，用开水冲泡，加盖，片刻即可。代茶频饮。

功效：润燥通便。主要适用于老年人习惯性便秘。

4.穴位按摩

（1）支沟穴

位置：位于前臂背侧，阳池与肘尖的连线上，腕背横纹上3寸，尺骨与桡骨之间。

方法：用拇指指腹按揉支沟穴50次，以局部有酸胀感为度。

功效：可缓解各种便秘。

（2）天枢穴

位置：肚脐左右旁开2寸的位置为天枢穴。

方法：用拇指指腹顺时针按揉天枢穴50次，以局部有酸胀感为度。

功效：可缓解各种便秘。

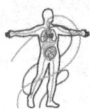

第三节　打通经络，预防关节类疾病

一、小关节疼痛

（一）中医如何认识类风湿关节炎

类风湿关节炎在中医上属于"痹症"范畴。《素问·痹论》中"所谓痹者，各以其时，重感于风寒湿之气也"，认为本病的发生与感受风寒湿邪有关。《素问·痹论》云："其风气胜者为行痹，寒气胜者为痛痹，湿气胜者为着痹也。"在痹证的分类上，可根据风、寒、湿的偏胜将其分为行痹、痛痹、着痹。《素问·痹论》中的"以冬遇此者为骨痹，以春遇此者为筋痹，以夏遇此者为脉痹，以至阴遇此者为肌痹，以秋遇此者为皮痹"，阐述了根据病变部位、发病时间的不同而分为皮痹、脉痹、肌痹、筋痹、骨痹。痹症的症状与西医学的类风湿关节炎相似。

中医认为，类风湿关节炎是由寒湿热、痰湿、痰瘀阻滞经络导致的，那具体由什么引起来的呢？有以下几条。

1. 寒邪凝结

寒邪这东西可不好惹。它会让我们身体里的经脉变得紧绷，变得不通畅。这样一来，类风湿关节炎就容易找上门。寒邪有个特点，就是收缩。一旦寒邪钻进我们的关节，关节周围的肌肉就会紧紧缩起来，让人感觉特别不舒服。刚开始的时候，患者会觉得关节“皱巴巴”的，活动起来不灵活，干啥都不利索。不过，活动活动身体或者暖暖关节，这种不舒服的感觉就能减轻一些。

2. 湿邪黏稠

湿邪对身体危害不小，它会让血液和津液变得黏稠，把经络给堵住，进而引发类风湿关节炎。湿邪黏腻，就爱粘在肌肉、血管这些组织上。一旦被它缠上，病情就容易反反复复，拖很长时间都不好。时间一久，湿邪还会拉着痰、瘀血和热邪一起，把经络组织堵得更厉害，让病情加重。得了这种病的人，会一直感觉疼痛不适，下雨天或者阴天的时候，疼痛会更明显。严重的话，连正常活动都困难，抬手、走路都费劲。

3. 瘀血阻碍

瘀血，简单来说就是血液凝聚在一起了。它会阻碍经脉的正常运行，让经络不通畅，进而引发类风湿关节炎。

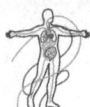

瘀血的出现，与上文所说的寒邪、湿邪有关。身体受了寒，又被湿邪堵住，时间一长，就容易产生瘀血。有瘀血的类风湿关节炎患者，疼痛感是那种针扎一样的刺痛，而且到了晚上，疼痛还会更厉害。

另外，跌打损伤，伤及筋脉，也可导致气血筋脉痹阻。

（二）"通"法预防

1. 游泳

（1）减轻疼痛：类风湿关节炎是一种以侵蚀性关节炎为主要症状的自身免疫性疾病，患者可出现关节肿痛、晨僵、关节畸形等症状。适当游泳可以锻炼身体，提高体质。游泳时需要进行的各种动作，会使全身肌肉、关节得到锻炼，使关节得到放松，从而减轻疼痛。

（2）改善关节功能：游泳时，水的浮力能显著减轻体重对关节的压力，在不负重状态下实现全身锻炼。这种低负荷环境有助于保护关节，因此，可以改善关节功能。

（3）提高生活质量：在游泳时，身体会得到放松，血液循环会比较好，在一定程度上可以提高身体的舒适度，还可以锻炼心肺功能，有助于改善睡眠质量。

（4）其他：类风湿关节炎患者如果在病情稳定期可以选择游泳。如果病情处于活动期，则不建议游泳。此时游泳可能会导致关节受到寒冷刺激，加重病情。

2. 饮食疗法

（1）薏苡仁防风桂枝粥

组成：薏苡仁 30 克，防风 12 克，桂枝 10 克，生姜 10 克，大米 100 克。

制法：将防风、桂枝、生姜水煎，去渣取汁。另将薏苡仁、大米煮粥，粥将成时加入药汁，略煮即成。

服法：每日 1 剂，分 2 次服食。

功效：利湿通络，祛风散寒。适用于肢体关节重着酸痛，尤以下肢为甚者。

（2）桃仁粥

组成：桃仁 15 克，粳米 160 克。

制法：先将桃仁捣烂如泥，加水研汁，去渣，用粳米煮为稀粥。

服法：温服。

功效：活血化瘀，通络止痛。适用于血滞风痹，遍身疼痛者。

3. 艾灸疗法

操作方法：选取阿是穴（即疼痛点）、足三里、阳陵泉、三阴交等穴位。将艾条点燃后，距离皮肤 2 ～ 3 厘米，使局部有温热感而无灼痛为宜。每个穴位灸 10 ～ 15 分钟，至皮肤红晕为度。每周可进行 2 ～ 3 次。

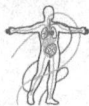

功效：具有温经散寒、通络止痛的作用，能改善局部血液循环，减轻关节炎症反应，缓解疼痛，增强机体免疫力。

小提示：关节肿大、肿胀患者不宜使用该疗法。

4. 温泉浴

方法：选择温度适宜（38～42℃）的温泉，每次浸泡15～20分钟，可根据个人情况每日或隔日进行1次。

功效：温泉中的矿物质等成分可通过皮肤渗透进入人体，起到舒缓肌肉痉挛、改善关节功能、减轻疼痛的作用，同时温泉浴还能放松身心，缓解疲劳。

小提示：关节肿大、肿胀患者不宜使用该疗法。

二、肩周炎

（一）中医如何认识肩周炎

中医学没有肩周炎一词，民间多称其为"五十肩""漏肩风""冻结肩"等，可归属"痹症"范畴。《素问·痹论》中的"风、寒、湿三气杂至合而为痹也"，指出肌肉、筋骨、关节发生疼痛、麻木、重着、屈伸不利的症状，统称为痹。《景岳全书》云："痹者，闭也，以血气为邪所闭不得通行而病也。"此处将痹病的形成原因归结于气血不通。

《中藏经》言："痹者，闭也。五脏六腑感于邪气，乱于真气闭而不仁，故曰痹。"这里讲明了痹病多是由于外感邪气，正邪交争，侵入体内，闭而不发，发为痹病。肩周炎主要临床表现为患肢肩关节疼痛，活动受限。

中医认为，肩周炎的主要原因同样是不通则痛、不荣则痛，主要由瘀血、湿邪堵塞肩部经络导致，具体如下。

1. 寒邪凝聚

寒邪会让血液流动得越来越慢，还会使肌肉紧紧缩起来，这样一来，肩膀就容易疼。寒邪有收缩的特性，一旦钻进肩关节，气血运行受阻，就会让里面产生瘀血，肌肉也跟着缩成一团，血液不通畅，疼痛就找上门了。这类患者肩膀疼得不算厉害，疼的时间也不长，一般是那种闷闷的痛或者隐隐约约的痛，肩膀摸上去凉凉的。不过只要暖暖肩膀，疼痛就能减轻不少。

2. 寒湿侵袭

寒湿可加重肌肉紧缩，使肩关节疼痛加重。如果寒邪延续，时间久了，会使肌肉的水湿无法散去，长时间停留，就会出现寒湿并存，会加重肌肉紧缩，使血液流动减缓，肩部疼痛加重。该类患者肩部及周围筋肉疼痛剧烈或向远端放射，病程长，因痛不能举肩。

3. 瘀血阻碍

瘀血内阻肩部经络，可使肩关节出现疼痛。瘀血的出

157

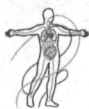

现可通过以下几种方式：①寒邪而致血瘀内生。②寒湿导致血瘀内生。③肩关节活动较少，经络不通，瘀血内生。④以外伤为诱因，加重肩关节瘀血内生。此类患者肩关节疼痛剧烈，犹如针刺或刀割样跳痛，夜晚加重，局部肿胀或青紫，关节活动受限。

4. 经络虚滞

气血无法濡养肩关节，会导致肩关节疼痛。体质虚弱之人，气血皆虚，血液无法滋养肩关节，故而出现疼痛。该类患者肩部酸痛麻木，肢体软弱无力，甚至会出现肩部肌肉萎缩。

（二）"通"法预防

肩关节是人体最灵活的关节。若该关节受损，活动受限，疼痛难耐，会严重影响人们的正常生活，时间长了会导致局部肌肉萎缩。所以，平时的预防调养是必要的。"通"法是预防该病的关键，只有保持肩关节"通"的状态，才能够不痛。

1. 游泳

游泳是一项全身性的运动。水中的浮力能够减轻身体的压力，减少对患处的刺激，有利于缓解肩周炎的症状。同时，游泳还可以增强肩关节的力量和灵活性，提高肩部的稳定性,预防进一步损伤。但需要注意的是,在进行游泳前应做好充分的热身准备,并控制好游泳的时间和强度,以避免过度疲劳和受伤。

对于急性发作期或严重的肩周炎患者,不建议进行高强度的游泳锻炼,以免加重炎症反应和肌肉疼痛。

2. 食疗

(1)当归桂枝鳝鱼汤

组成:鳝鱼500克,红枣26克,当归10克,桂枝10克,土豆50克,姜片少许,盐、鸡粉、胡椒粉适量。

制作方法:处理干净的鳝鱼切块,余去血水。砂锅注水烧开,倒入当归、红枣、桂枝、土豆、姜片,放入鳝鱼、料酒,烧开后用小火煮至食材透熟,揭开盖,放入盐、鸡粉、胡椒粉,拌匀,关火后盛出煮好的汤料,装入碗中即可。

功效:祛风散寒,通络止痛。适用于风寒侵袭型肩周炎患者。

(2)丹参桃仁粥

组成:大米100克,红枣15克,丹参、桃仁各少许,白糖少许。

制作方法:砂锅中注入适量清水,烧开,放入备好的红枣、丹参、桃仁,倒入洗净的大米,拌匀,盖上盖,烧开后用小火煮约30分钟至熟,揭开盖,加入少许白糖,拌匀,煮至溶化,关火后盛出即可。

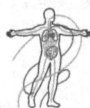

功效：活血化瘀，通络止痛。适用于瘀血阻络的肩周炎患者。

（3）当归黄芪核桃粥

组成：当归 7 克，黄芪 6 克，核桃仁 20 克，枸杞子 8 克，大米 160 克。

制作方法：砂锅注入水烧开，放入洗净的黄芪、当归，盖上盖，用小火煮 15 分钟，揭盖，捞出药渣，放入洗好的核桃仁、枸杞子，倒入洗净的大米，盖上盖，用小火再煮 30 分钟，至大米熟透，揭开盖子，搅拌片刻，关火后将煮好的粥盛出，装入碗中即可。

功效：益气养血，祛风通络。适用于气血亏虚型肩周炎患者。

3. 穴位

（1）肩髃穴

位置：在肩峰前下方，当肩峰与肱骨大结节之间凹陷处。

方法：将拇指放于肩髃穴上，其余四指附于手臂，用指腹按揉 2 分钟，以局部有酸胀感为度。

功效：缓解肩周炎带来的各种不适。

（2）肩井穴

位置：在肩胛区，第 7 颈椎棘突与肩峰最外侧点连线的中点。

方法:将拇指与食指、中指相对,捏揉肩井穴 3 分钟,以局部有酸胀感为度。

功效:缓解肩周炎带来的各种不适。

(3)天宗穴

位置:位于肩胛区,肩胛冈中点与肩胛骨下角连线上1/3 与下 2/3 交点凹陷中,在冈下窝中央冈下肌中。

方法:用指端按揉天宗穴 10 分钟,以局部酸胀为度;或用艾灸温和灸天宗穴 10 ~ 15 分钟,以局部皮肤潮红为度。

功效:缓解肩周炎带来的各种不适。

(4)肩髎穴

位置:在肩部,肩髃后方,当臂外展时,于肩峰后下方凹陷处。

方法:用回旋灸法灸肩髎穴 10 ~ 15 分钟,以感觉温热舒适为度。

功效:缓解肩周炎带来的各种不适。

三、颈椎病

(一)中医如何认识颈椎病

中医学没有颈椎病病名记载,但是其症状近似于中医

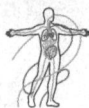

的"痹证""痿证""头痛""眩晕"以及"项强"等，中医书籍也有所谓的"骨错缝，筋出槽"等描述。《黄帝内经》中也有类似颈椎病症状的记载，比如《灵枢·经脉》中的"小肠手太阳之脉……是动则病……不可以顾，肩似拔，臑似折……颈颔肩臑肘臂外后廉痛"，《灵枢·五邪》中的"邪在肾，则病骨痛阴痹。阴痹者，按之而不得……肩背颈项强痛，时眩"，《素问·长刺节论》中的"病在骨，骨重不可举，骨髓酸痛，寒气至，名曰骨痹"。如上皆反映了颈椎病的症状。张仲景《伤寒论》提出的"项背强几几"也符合颈椎病的症状。颈椎病表现较为复杂，主要症状可出现颈背疼痛、僵硬、四肢麻木无力伴不灵活、头晕、恶心、呕吐等症状，严重时甚至可表现为视物模糊、心动过速及吞咽困难等症状。

中医认为，颈椎病的原因是不通则痛、不荣则痛，主要是由瘀血、湿邪堵塞颈部所导致，具体如下。

1. 寒邪客经

寒邪可导致局部血液流动减缓，肌肉血管紧缩，而出现颈部不适。寒主收引，寒邪侵入颈部，可使血流减缓，肌肉血管及局部组织出现不同程度的紧缩。该类患者自觉颈部不利，活动轻微受限，病程较短，局部发凉，严重时出现疼痛，受热后疼痛消失。

2. 湿邪黏滞

湿性重着。湿邪侵入颈部，或湿邪内生，会在颈部肌肉处停留，阻塞血流正常运行，日久出现湿与瘀血夹杂，出现颈部疼痛。该类患者颈、背部疼痛，有沉重感，上肢疼痛，肌肤麻木不仁，不愿活动，易疲倦，病情反复发作，经久不愈。

3. 瘀血阻滞

瘀血内阻颈部经络，可使颈肩部出现疼痛。瘀血的出现可通过以下几种方式：①寒与湿交错日久出现瘀血。②长期久坐，颈肩部活动较少，导致瘀血停留。③以外伤为诱因，加重颈肩关节瘀血内生。该类患者颈部疼痛难忍，犹如针刺或刀割，夜晚加重，局部肿胀或青紫，关节活动受限。

4. 经络虚滞

气血两虚，无法濡养颈部，可导致颈部疼痛。体质虚弱的人，气血两虚，流动到颈部的血液较少，无法滋养局部，进而出现疼痛。此类患者颈部隐痛，活动不利，严重者可出现头晕目眩，局部肌肉萎缩。

（二）"通"法预防

颈椎解剖结构、生理功能较为复杂，多根神经交汇于

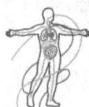

此，若该处受损，会出现疼痛难忍，活动受限，头晕恶心等症状，严重影响人们的正常生活，日久会出现颈型眩晕，甚至会压迫双上肢神经，出现双上肢麻木。所以，平时的预防调养是必要的。"通"法是预防该病的关键，只有保持颈部"通"的状态，才能够达到不痛。

1. 游泳

游泳能够预防颈椎病，尤其对于轻度颈椎病患者，可以改善症状。游泳属于全身性运动。在游泳过程中，人体各个部位，尤其是上肢、颈背部、腹部以及下肢都处于运动状态。故游泳可以加强全身肌肉血液循环，改善各部位不适症状。特别是蛙泳，呼气时低头滑行，吸气时头颈部平行于水面而向后仰起，能够促使颈部处于一低、一仰状态，可全面活动颈部关节，使颈椎部劳损的肌肉、韧带得到放松，而缓解各种颈椎病相关症状，最终达到预防和治疗目的。

2. 贴敷疗法

（1）活血贴

组成：葛根 30 克，黄芪 30 克，川芎 30 克，丹参 10 克，威灵仙 10 克，乌梢蛇 10 克，白芷 15 克。

用法：共研细末，混匀。每次取 20 克，与适量土豆（连皮）捣为泥状，外敷于颈部，用纱布包扎。每日 1 次，7 次为 1 个疗程。

功效：适用于瘀血导致的颈部不适。

（2）散寒贴

组成：吴茱萸150克。

用法：研为细末，过筛。用时取适量，加黄酒少许拌匀，放入锅内炒热，搅成糊状，趁热摊于干净纱布上，贴在双脚心涌泉穴，冷后再换。

功效：寒邪入侵导致的颈部不适。

（3）补虚贴

组成：当归10克，川芎10克，熟地黄10克，黄芪10克，白芍10克，党参10克，茯苓10克，冰片适量。

用法：将以上药物粉碎研末，贮瓶备用。取适量鸡蛋清调成糊状，分摊在2块纱布上，贴敷于颈椎两侧，用胶布固定。每日1次，10次为1个疗程。

功效：气血两虚导致的颈部不适。

（4）祛湿贴

组成：半夏9克，茯苓6克，天麻6克，生姜10克。

用法：上药共研为细末，以米醋调成膏状备用。使用时取2～4克摊在纱布上，贴在大椎穴和涌泉穴，以麝香壮骨膏固定。每次贴24小时，隔日1次，8次为1个疗程，疗程间休息10天。

功效：湿邪导致的颈部不适。

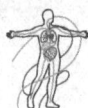

3. 食疗

（1）复方红花酒

组成：当归尾 15 克，红花 20 克，赤芍 15 克，川芎 15 克，肉桂 2 克。

制法：将上述各品研成粗粉，浸泡于 1000 毫升低度白酒中，每日振摇 1 次，10 天后开始饮用。

服法：早晚各饮 1 盅（约 20 毫升）。

功效：温通经络，活血化瘀。适用于寒邪入侵导致的颈部不适。

（2）归芪鸡血藤蜜汁

组成：炙黄芪 30 克，当归尾 20 克，鸡血藤 60 克，酒浸干地龙 20 克，蜂蜜 30 克。

制法：将当归尾、黄芪、鸡血藤以及地龙用冷水浸泡半小时，入锅，加水浓煎 1 小时，去渣取汁，趁温兑入蜂蜜，搅匀即成。

服法：早、晚 2 次分服。

功效：益气养血，舒筋活络。适用于气血两虚导致的颈部不适。

（3）桃仁葛根糊

组成：桃仁 150 克，葛根 150 克。

制法：将上述两味研为细粉，混合调匀之后瓶装备用。

服法：早、晚各服 1 次，每次 10 克，加少量沸水调成糊状，兑入适量白糖吞服。

功效：活血舒筋通络。适用于瘀血导致的颈部不适。

（4）磁石酒方

组成：磁石 15 克（捣碎，绵裹），石菖蒲 250 克，通草 250 克，白酒 1500 毫升。

制法：将前 3 味，装入布袋，置于容器中，加入白酒，密封，浸泡 37 天后即可。

服法：口服，每日 2 次，每次服 15 ～ 30 毫升。

功效：平肝潜阳，化湿开窍。适用于湿邪导致的颈部不适。

4. 按摩

（1）风池穴

位置：双手掌心贴住耳朵，十指自然张开抱头，拇指往上推，在脖子与发际交接部位的凹陷处。

方法：用拇指指腹揉按风池穴 50 次，以局部皮肤酸胀感为度。

主治：可缓解各种颈部不适。

（2）大椎穴

位置：挺直身体，颈部向前倾，颈根处隆起的骨（第 7 颈椎）与下方的骨（第 1 胸椎）之间的凹陷。

方法：按压此穴，患者首先要深呼吸，在吸气止时用食指强力按压穴位，缓缓吐气，经 6 秒后，再慢慢地放手，

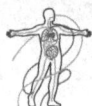

以此要领重复进行 10 ～ 30 次。

主治：可缓解各种颈部不适。

5. 药枕疗法

（1）附子细辛枕

组成：白附子 400 克，细辛 100 克，白芷 400 克，川芎 400 克，菊花 400 克，薄荷 300 克，桑叶 400 克，艾叶 400 克，冰片 20 克，夏枯草 400 克，磁石 20 克。

制法：将以上药物，制成长 40 厘米，宽 13 厘米的长圆形保健枕。

用法：将枕置于颈项下，头悬空，距床面 2 ～ 3 厘米，头向后伸，使负重点下移而形成头与躯干对抗牵引状态。每晚睡前与晨起各用 1 次，每次卧枕 30 分钟。

功效：适用于寒邪导致的颈部不适。

（2）防风艾叶枕

组成：防风 500 克，细辛 100 克，艾叶 500 克，生川乌 300 克，生草乌 300 克，透骨草 500 克，伸筋草 500 克，羌活 500 克，千年健 300 克，独活 500 克，花椒 200 克，威灵仙 300 克。如有高血压者加菊花。

制法：将以上药物，制成长 40 厘米，宽 13 厘米的长圆形保健枕。

用法：夜间放于第 6、第 7 颈椎部位，使头部处于过伸位，或者放于痛点亦可。

功效：适用于颈部不适，颈部骨质增生者。

第四节　通而不痛，预防痛症

一、头痛

（一）中医如何认识头痛

头痛首载于《黄帝内经》。《素问·风论》称其为"脑风""首风"，并指出外感与内伤是导致头痛发生的主要病因。《素问·五脏生成》记载了"头痛巅疾，下虚上实，过在足少阴、巨阳，甚则入肾"的病机。《素问·方盛衰论》亦有："气上不下，头痛巅疾。"头痛既是一种常见病，也是一个常见症状，可以发生于多种急、慢性疾病过程中，有时亦是某些相关疾病加重或恶化的先兆。头痛多指由于外感或内伤，致使脉络拘急或失养，清窍不利所引起的以头部疼痛为主要临床特征的疾病。外感头痛多为外邪上扰清

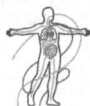

窍，壅滞经络，使其不通；内伤头痛多与肝、脾、肾三脏的功能失调有关。

中医认为，不通则痛和不荣则痛是头痛的基本病机。简单来说，头痛就是脑部清窍因外感致病邪气而失于濡养，或脏腑本身功能失调，不能上承精微于头部而出现的症状，具体如下。

1. 外邪侵袭

当风寒、风热或者风湿邪气侵犯人体时，邪气首先会攻击我们的体表。因为肺主皮毛，还通过鼻子、喉咙和外界连通，所以，邪气常常先找上肺。肺有宣发和肃降的功能，如果肺的功能受到影响，就没办法正常工作。这时候，脾胃输送给肺的营养物质，就不能顺利地向上、向外散布，头部得不到足够的滋养，就会出现疼痛，正所谓"不通则痛"。

得了风寒头痛的人，常常会觉得头疼，连带着脖子和后背都难受，感觉紧紧的，像被什么东西束缚着。风热头痛的人，会感觉脑袋胀胀的，疼得厉害的时候，就好像脑袋要裂开一样。而风湿头痛的人，会觉得脑袋像被布裹着一样，昏昏沉沉的，身体也感觉很沉重、困倦。

2. 肝火上炎

肝脏在我们身体里起着调节情绪的重要作用。中医说肝是"刚脏"，就像一位勇猛的将军。肝脏不仅能储存血液，还能疏导宣泄。但如果肝脏的疏导功能出了问题，就容易出现肝阳上亢、肝火上炎的情况，也就是表现出阳气过盛的症状，这就是常说的肝体阴而用阳。

当我们生气或者大发脾气的时候，肝脏就容易受到影响，肝阳或者肝火会往上冲到头部。这时候，人就会觉得头昏昏沉沉的，又胀又晕，心情也变得烦躁，动不动就想发火。

3. 气血亏虚

中医认为脾胃为"后天之本"，是气血生成的源头。我们吃进去的食物，得靠脾胃的腐熟、运化，把它们变成能滋养身体的营养物质，输送到全身。

中医讲"劳则伤气"，意思是过度劳累会损耗精气和元气。气和血相互依存，所以，过度劳累还会导致气血两虚。如果平时饮食不规律，或者太劳累，气血就会不足，大脑得不到足够的滋养，就容易引发头痛。这种头痛一般是隐隐约约的，时不时发作，而且一劳累就会加重。

（二）"通"法预防

1. 梳头

梳头具有保健作用。从中医学角度来说，经常梳头可以促进头部血液循环、防治头痛，具体的好处和功效有以

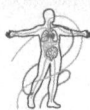

下几项。

（1）促进头部血液循环：它可以调节大脑皮层的兴奋和抑制，增进头部神经功能，促进血液循环和皮下腺体的分泌，改善营养代谢，增强记忆力。

（2）防治头痛：头部有很多穴位，经常梳头可起到按摩头皮的作用，同时刺激头部穴位，具有缓解疲劳、预防头痛的作用。梳头的时候力道要适度控制，不能太重了，以免损伤头皮。

2. 食疗

（1）黄酒冲葱豆

组成：葱 30 克，淡豆豉 15 克，黄酒 50 克。

制法：将淡豆豉放入锅内加水 1 碗，煎煮 15 分钟，再把葱切段放入，继续煮 5 分钟，最后把酒冲入，立即起锅。

服法：趁热服下，微汗即停服。

功效：解表散寒。适用于风寒所致头痛。

（2）芹菜炒香菇

组成：芹菜 400 克，水发香菇 50 克，干淀粉、植物油、醋、味精各适量。

制法：芹菜去叶、根，洗净切段，盐渍 10 分钟，清水冲洗，沥干；香菇切片；淀粉、醋、味精加水 50 毫升勾成芡汁待用。炒锅内植物油烧至冒烟无泡沫，放入芹菜煸炒 2～3 分钟，投入香菇片，迅速炒匀，加酱油，炒 1 分钟，淋入芡汁速炒起锅。

服法：佐餐食用。

功效：平肝潜阳。适用于肝火上炎所致头痛。

（3）枸杞蒸蛋

组成：鸡蛋2个，枸杞子15克，熟猪油40毫升，盐、酱油、湿淀粉各适量。

制法：鸡蛋入碗中打散，加盐、湿淀粉、水适量，调散成蛋糊；枸杞子沸水浸胀。蛋糊入锅，沸水武火蒸约10分钟，撒上枸杞子蒸5分钟，将熟猪油加酱油同蒸化后，淋在蛋面上。

服法：佐餐服食。

功效：补养阴血。适用于气血亏虚所致头痛。

3. 代茶饮

（1）川芎茶

组成：川芎9克，茶饮6克。

制法：加适量水煎煮，待温服。

功效：祛风止痛。各种头痛均适用。

（2）茯苓甘草茶

组成：茯苓3克，甘草3克，黄芪3克，葛根3克，藿香3克，党参3克。

制法：加500毫升水以小火煮开后熄火，盖上盖，焖5分钟后饮用。当天喝完，可天天喝。

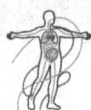

功效：祛湿止痛。适用于夏季头痛。

（3）菊花白芷茶

组成：菊花9克，白芷9克。

制法：研成细末，开水冲泡

功效：祛风平肝，解痉止痛。适用于偏头痛。

4. 穴位

（1）百会穴

位置：两耳对折，耳尖的连线与人体正中线交点处。

方法：用拇指指腹揉按百会穴50次，以局部皮肤发热为度。

主治：可缓解各种原因引起的头痛。

（2）印堂穴

位置：当两眉头间连线与前正中线之交点处。

方法：用拇指指腹揉按印堂穴50次，以局部皮肤潮红为度。

主治：前额头痛，或者鼻炎引起的头痛。

（3）太阳穴

位置：眉毛终点至眼外角连线的中点，向外一横指处。

方法：用手掌根部摩揉太阳穴1～3分钟，以局部皮肤潮红为度。

主治：可缓解各种原因引起的头痛。

（4）风池穴

位置：双手掌心贴住耳朵，十指自然张开抱头，拇指往上推，在脖子与发际交接部位的凹陷处。

方法：用拇指指腹揉按风池穴50次，以局部皮肤酸胀感为度。

主治：可缓解感冒引起的头痛。

二、腰痛

（一）中医如何认识腰痛

腰痛最早记载于《黄帝内经》。《素问·脉要精微论》指出的"腰者，肾之府，转摇不能，肾将惫矣"，说明了肾与腰的关系。《素问·刺腰痛》中的"足太阳脉令人腰痛，引项脊尻背如重状……夏无见血"，阐述了腰痛的特征和相应的针灸治疗。《金匮要略》提出的"肾着"与腰痛类似。腰痛的主要症状是腰部一侧或两侧疼痛，与西医学的风湿性腰痛、腰肌劳损、脊柱病变等疾病相关。

中医认为，腰痛的主要原因是不通则痛、不荣则痛，主要由瘀血、湿邪堵塞腰络，而出现疼痛不适，具体如下。

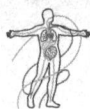

1. 瘀血内阻

如果不小心摔了、被撞了，或者腰部扭伤，这些外伤都可能在腰部产生瘀血，进而引发腰痛。外伤造成的腰部不舒服，多半是因为瘀血在捣乱。瘀血堵在了腰部经络，气血不通畅，疼痛就来了。这种情况的患者，会感觉腰部像被针扎一样刺痛，而且不能碰，一碰就痛得更厉害。

2. 湿邪黏滞

湿邪性质黏腻，如果它堵住了腰部，就会让人腰痛。湿邪跑到腰上，主要有两种情况。一种是先受了寒，也就是我们常说的"着凉了"。着凉会让腰部肌肉收缩，进而产生湿邪。这种情况的患者主要感觉腰部冷痛。另一种是湿邪在腰部的时间太长，时间一久就会生热，变成湿热缠在腰上，患者会感觉腰部又疼又沉重，还有发热的感觉。上述两种情况，只要遇到阴雨潮湿的天气，患者的腰痛就会更严重。

3. 体虚失养

人上了年纪，身体就会大不如前，肾脏功能也跟着变弱，没办法好好滋养腰部，就容易腰酸腰痛。年纪大了，身体给腰部的养分少了，腰就像没了支撑，直不起来，疼的感觉就来了。这类患者疼痛的时候，常常还觉得腰又酸又没力气，干啥都使不上劲。

（二）"通"法预防

腰位于人体中间部位，若腰部疼痛，会影响人正常的生活，也会影响人的体态身姿，给患者带来诸多烦恼。所以，平时预防和调养很有必要。

1. 游泳

蛙泳对腰痛有改善作用。蛙泳可加强腰背肌肉，对腰椎间盘突出症有一定的改善作用。但急性腰扭伤不可游泳，这样会加重腰部损伤。

2. 体操

体操包括三点支撑和小燕飞等。三点支撑，即患者处于仰卧位，腰部向上弓起，仅用头和脚支撑身体，根据自身情况每次坚持 1 ～ 5 秒，每天 3 次进行锻炼，每次 10 次。该锻炼可增强腰背肌力量。小燕飞锻炼，即患者保持俯卧位，头颈后仰，双腿抬高，仅让腹部承受体重，每次坚持 1 ～ 5 秒，每天可进行 10 ～ 20 次。另外，扭腰动作亦可锻炼腰部。

3. 食疗

（1）韭子桃仁汤

组成：炒韭菜子 6 克，胡桃仁 5 枚，黄酒少许。

制法：将炒韭菜子、胡桃仁放置锅中，加水 200 毫升，

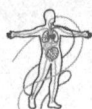

大火烧开转小火煮 10 分钟，加入少许黄酒。

功效：壮阳益肾，温暖腰膝。适用于年老体虚腰酸腰痛患者。

（2）金针赤小豆汤

组成：金针菜 20 克，赤小豆 25 克，黄酒 25 毫升。

制法：金针菜、赤小豆洗净放置锅中，加水 200 毫升煮 30 分钟，去渣取汁，与黄酒同服。

功效：化瘀，消肿，止痛。适用于外伤引起的腰痛患者。

（3）茯苓酒

组成：茯苓 50 克，白酒 500 毫升。

制法：茯苓洗净，放入瓶中，加白酒密封 3 周。每日 2 次，每次 10 ～ 20 毫升。

功效：清热利湿。适用于湿热型腰痛。

（4）黑豆猪腰汤

组成：猪腰（羊腰）1 对，黑豆 100 克，茴香 3 克，生姜 9 克。

制法：共煮熟，吃腰子和豆，喝汤，可常食。

功效：温阳化湿。适用于寒湿型腰痛。

4. 穴位

（1）命门穴

位置：站立或俯卧，在后正中线（脊柱）上，与肚脐

（神阙穴）正对的后方是命门穴。

操作方法：用拇指指端自上而下推按命门穴 30 次，以局部酸胀感为度；或将艾灸盒放置于命门穴上，艾灸 10 分钟，以局部透热为度。

主治：主要预防和缓解体虚腰痛。

（2）肾俞穴

位置：站立或俯卧，在后正中线（脊柱）上，与肚脐（神阙穴）正对的后方是命门穴，命门穴向左、右两侧旁开 1.5 寸，这两个穴位就是肾俞穴。

操作方法：将拇指指腹放在肾俞穴上，适当点揉 1 分钟，以局部酸胀感为度。

主治：可预防和缓解各种腰痛。

（3）腰阳关穴

位置：双手叉腰，拇指朝后，摸到骨盆最高点（髂嵴），两高点连线交于脊柱，交点下方凹陷处即是腰阳关。

操作方法：将拇指指腹放在腰阳关上，适当点揉 1 分钟，力度轻柔，以局部酸胀感为度；或可将艾灸盒放置于腰阳关穴上，艾灸 10 分钟，以局部透热为度。

主治：可预防和缓解各种腰痛。艾灸主要针对体虚、寒湿类腰痛。

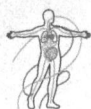

第五节　打开冲任，预防妇产科疾病

一、痛经

（一）中医如何认识痛经

中医学没有痛经一词，"经行腹痛"与该病症状一致。本病最早见于《诸病源候论》，该书三十七卷云："妇人月水来腹痛者，由劳伤血气，以致体虚，受风冷之气……故月水将来之际，血气动于风冷，风冷与血气相击，故令痛也。"此论详尽讲述了痛经发生的过程，既阐明了痛经的症状，又让人得知导致痛经的原因。痛经是以经行小腹疼痛，伴随月经周期而发作为其主要临床表现，可对应西医中的原发性痛经，以及子宫内膜异位症、子宫腺肌症以及盆腔炎性疾病等引起的继发性痛经。

中医认为，不通则痛，不荣则痛，此为该病的基本病机。简单来说，就是子宫堵住了。

1. 寒阻胞宫

寒气可导致血液流动不畅，子宫收缩，而出现痛经。寒主收引，冬季来临时，人体通过紧缩的状态来抵御寒冷，体内脏腑同时也会紧缩。寒邪侵袭一般通过以下几种方式：①现在的女性为了自身的美丽，穿着很少，这给了寒邪入侵的机会。②在天气炎热之时，许多女性为了缓解炎热，会饮用冷饮，这再一次给寒邪创造入侵机体的机会。此类患者月经来时疼痛剧烈，小腹寒凉，月经颜色偏暗，月经周期推迟，严重者会出现不孕。

2. 气滞血瘀

心情不好的时候，身体里的气就像堵住了一样，运行不顺畅。气不通，血液流动也跟着受影响，就容易产生瘀血，瘀血堵住了血管，痛经就来了。生气、心情抑郁这些情绪问题，都可能导致气机不畅。很多女性都有这样的体会，月经快来的时候，情绪特别容易激动，根本控制不住。有这种情况的女性，来月经时肚子疼的程度会随着情绪变化。除了痛经，她们还会感觉乳房胀痛，月经血块比较多，月经周期也不准，严重的甚至可能影响生育。

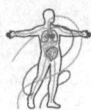

3. 痰湿瘀堵

痰湿之邪会堵塞血脉，痰瘀内生，而出现痛经。湿邪重浊黏滞，其性趋下，容易侵袭子宫，而导致子宫经络拥堵，时间长了湿邪容易产生火热，灼伤血络，加重瘀血产生。痰湿一般通过以下几种方式侵袭人体：①长期食用肥甘厚味，影响脾胃消化和身体代谢湿邪的能力，痰湿自然出现而影响机体。②阴部清洁度较差，导致湿毒之邪留存阴部，出现痛经。此类患者月经来时疼痛隐隐，月经血块偏多，白带量增多，阴部瘙痒，月经周期紊乱，严重者可见不孕。

4. 因虚致瘀

如果本身气不足，就没力气推动血液流动，血就流得越来越慢。血管里的血不够充盈，时间一长，就容易产生瘀血，堵住血管，进而引发痛经。这类患者来月经的时候，一般是隐隐作痛，还会感觉腰酸，浑身没力气，月经量也比较少，颜色很淡，月经还经常推迟。如果一直不调理，严重的话可能导致不孕。

（二）"通"法预防

痛经对女性伤害是很大的，不仅影响着平时生活，时间长了还会导致其他妇科疾病，严重者出现不孕，所以，平时的预防和调养是有必要的。“通”是预防治疗该病的关键。本病的主要病机为不通则痛。只有平时保持“通”的状态，才能够达到不痛。

1. 食疗

（1）姜枣花椒汤

组成：生姜 24 克，大枣 30 克，花椒 9 克。

制法：将生姜、大枣洗净，姜切薄片，同花椒一起放置锅内加适量水，以小火煎成 1 碗汤汁即可。

服法：热服。

功效：温中止痛。适用于寒邪导致的痛经。

（2）山楂葵籽汤

组成：山楂 50 克，葵花籽仁 50 克，红糖 100 克。

制法：将山楂洗净，与葵花籽仁同放入锅内，加水适量，用小火炖煮，将成时，加入红糖，再稍煮即成汤。

服法：行经前 2 ～ 3 日服用。

功效：补益气血。适用于气血两虚痛经。

（3）生地桃仁红花炖瘦肉

组成：猪瘦肉 180 克，生地黄 6 克，桃仁 18 克，红花 5 克，姜片、葱段少许，盐 2 克，料酒 10 毫升。

制法：猪瘦肉切丁氽水；红花、生地黄、桃仁放入纱袋。砂锅注水烧开，放入姜片、葱段、药袋、瘦肉丁，盖上盖，烧开后用小火煮 10 分钟；揭开盖，淋入料酒，再盖

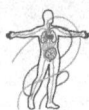

上盖，用小火续煮约 1 小时后加入盐、料酒，拌匀调味。拣出药袋，关火后盛出炖好的瘦肉汤即可。

功效：清热化湿止痛。适用于痰湿导致的痛经。

2. 代茶饮

（1）黄芪红枣茶

组成：黄芪 15 克，红枣 25 克。

制法：砂锅中注入适量清水烧开，放入备好的红枣、黄芪，盖上盖，用小火煮 20 分钟，将煮好的茶盛出，放凉后即可饮用。

服法：可常服。

功效：补益气血。适用于气血两虚的痛经。

（2）花椒姜枣茶

组成：红枣 15 克，花椒 8 克，姜片 10 克。

制法：将洗净的红枣用刀拍扁，备用，砂锅中加入清水烧热，放入备好的姜片、花椒、红枣，搅拌均匀，烧开转小火煮 30 分钟，将煮好的茶盛出，放凉后即可饮用。

服法：可常服。

功效：散寒止痛。适用于寒邪导致的痛经。

（3）玫瑰花茶

组成：玫瑰花 15 克。

制法：开水浸泡。平时喝既可预防痛经，又可养颜。

服法：可常服。

功效：疏肝解郁。适用于肝气郁滞导致的痛经。

3. 穴位

（1）气海穴

位置：肚脐下 1.5 寸。

方法：用指端按揉气海穴 2 分钟，以局部皮肤潮红为度；或将艾灸盒放置于气海穴上，艾灸 10 分钟，以局部透热为度。

主治：能够缓解各种痛经。艾灸法适用于寒邪、气血虚弱所致的痛经。

（2）关元穴

位置：肚脐下 3 寸。

方法：用手掌按揉关元穴 2 分钟，力度适中，以局部透热为主；或将艾灸盒放置于关元穴上，艾灸 10 分钟，以局部透热为度。

主治：能够缓解各种痛经。平时常按揉此穴，可预防和缓解寒邪导致的痛经。

（3）中极穴

位置：肚脐下 4 寸。

方法：用拇指指腹按揉中极穴 2 分钟，以局部酸胀感为度。

主治：能够缓解各种痛经，还可缓解经前带来的小腹下坠。

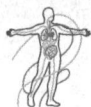

（4）血海穴

位置：坐在椅子上，屈膝，用自己的掌心按住膝盖，右手按左膝，左手按右膝，第 2 ～ 5 指朝上，大拇指约 45°斜置，大拇指端下就是血海穴。

方法：用拇指指腹按揉血海穴 50 次，以局部有酸胀感为度。

主治：能够缓解瘀血引起的痛经。平时按揉此穴有活血化瘀之功。

二、乳腺增生

（一）中医如何认识乳腺增生

中国古代没有乳腺增生一词，古书记载的"乳癖"与该病症状相似。本病最早见于《诸病源候论·乳结核候》中的"足阳明之经脉，有从缺盆下于乳者，其经虚，风冷乘之，冷折于血，则结肿……冷则核不消，又重疲劳动气而生"，阐述了乳癖发病的原因、位置以及症状。清代高锦庭的《疡科心得集》对乳癖的症状描述则为最详："乳癖乃乳中结核，形如丸卵，或垂作痛或不痛，皮色不变，其核随喜怒消长。多由思考伤脾，恼怒伤肝，郁结而成。"乳腺增生是以单侧或双侧乳房胀痛，或有结节，通常随着月经周期变化。

中医认为，本病主要由气、血、痰阻塞于乳房脉络所致，具体如下。

1. 气滞不畅

身体里的气如果堵住了，乳房的经络就不通畅，会让人感觉乳房胀痛，时间长了还可能发展成乳腺增生。肝有疏导气运行的作用，如果一个人情绪不稳定，一会儿着急上火，一会儿又悲伤难过，就会影响肝的正常工作。气在身体里堵着，就像马路上的红绿灯坏了，车都堵在一起走不动。这种情况的人，情绪常常起起伏伏，乳房胀痛的程度也会跟着情绪变化，情绪越差，胀痛感可能就越明显。

2. 痰湿阻塞

身体里的津液如果流动不顺畅，就容易形成痰，堵在乳房的经络里，让人感觉乳房胀痛，严重的还会发展成乳腺增生。气能推动津液在身体里流动，如果气的运行出了问题，就没办法顺利推动津液，或者气堵住了，让津液没法正常流动，就会慢慢聚集成痰。这些痰把乳房的经络堵住，就会引发疼痛。有这种情况的人，乳房会胀痛，有的还会刺痛，用手揉乳房的时候，能摸到像痰块一样的东西。

3. 血瘀脉络

身体里气的运行很重要，如果气出了问题，比如气的

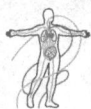

推动能力不足，或者气堵在身体里，就没办法顺利推动血液流动，血液就会慢慢停滞下来，时间一长，就变成了瘀血。这些瘀血堵在乳房里，让乳房的脉络不通畅，人就会感到乳房疼痛，如果不及时调理，慢慢就可能发展成乳腺增生。这类患者的乳房，通常会有明显的刺痛感，就像被针扎一样。

（二）"通"法预防

乳腺增生看似不是什么大病，但是对女性伤害很大，不仅影响着日常生活，时间长了还可能会导致乳癌等疾病。所以，平日里的预防和调养是有必要的。"通"是该病的关键，只有使乳房经络保持畅通，才能避免此病的发生。

1. 代茶饮

（1）肉苁蓉归芍蜜饮

组成：肉苁蓉 15 克，当归 10 克，赤芍 10 克，柴胡 5 克，金橘叶 10 克，半夏 10 克，蜂蜜 30 毫升。

制法：将上述材料分别拣去杂质，洗净，晾干或切碎，同放入砂锅，加适量水，浸泡片刻，煎煮 30 分钟，用洁净纱布过滤，取汁放入容器，待其温热时，加入蜂蜜 30 毫升，拌和均匀即成。

服法：代茶饮。

功效：调理冲任，活血散结。适于瘀血导致的乳腺增生。

（2）香附路路通蜜饮

组成：香附20克，路路通30克，郁金10克，金橘叶15克，蜂蜜30毫升。

制法：将上述材料洗净，入锅，加适量水，煎煮30分钟，去渣取汁，待药汁转温后调入蜂蜜30毫升，搅匀即成。

服法：代茶饮，或早、晚分服。

功效：疏肝理气，解郁散结。适用于气滞导致的乳腺增生。

（3）金橘叶茶

组成：金橘叶30克。

制法：将金橘叶晾干后切碎，放入砂锅，加水浸泡片刻，煎煮15分钟，用洁净纱布过滤，取汁放入容器中即成。

服法：代茶饮，或早、晚分服。

功效：疏肝理气，解郁散结。适用于气滞导致的乳腺增生。

2. 食疗

（1）海带汤

组成：海带、豆腐、葱花、盐适量。

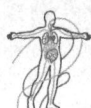

制法：把海带洗好切碎，豆腐切块儿，锅内热油放入葱花爆锅，加入海带翻炒1分钟，加适量的水，下入豆腐块，煮沸之后加盐调味即可食用

功效：软坚散结。适用于痰阻导致的乳腺增生。

（2）萝卜伴海蜇皮

组成：白萝卜200克，海蜇皮100克，盐2克，植物油50毫升，葱花3克，白糖5克，麻油10毫升。

制法：将白萝卜洗净，切成细丝，用精盐2克拌透。将海蜇皮切成丝，先用凉水冲洗，再用冷水漂清，挤干，与萝卜丝一起放碗内拌匀。炒锅上火，下植物油50毫升烧热，放入葱花3克炸香，趁热倒入碗内，加白糖5克、麻油10毫升拌匀即成。

服法：佐餐食用。

功效：疏肝理气，解郁散结。适用于气滞导致的乳腺增生。

（3）山楂红糖饮

组成：山楂30克，红糖适量。

制法：将山楂洗净，去核切片，放入锅中，加适量水，大火煮沸后转小火煮20分钟左右，去渣取汁，加入红糖搅拌均匀。

服法：每日1剂，分2次饮用。

功效：山楂具有活血化瘀、消食化积的作用；红糖能补血活血、散寒止痛。二者搭配，可活血化瘀，促进瘀血消散。

3. 穴位

（1）膻中穴

位置：两乳头连线的中点。

方法：用拇指指腹按揉膻中穴 30 ～ 50 次，以局部酸胀感为度。

主治：能够缓解乳腺增生引起的乳房胀痛。

（2）太冲

位置：用手指沿拇趾和次趾的夹缝向上移压，到能够感觉到动脉的位置即该穴。

方法：以食指和中指指尖垂直由下往上揉按，有特殊胀、酸、疼痛的感觉。每次左、右各按揉 3 ～ 5 分钟，先左后右。

主治：缓解情绪不畅引起的乳房胀痛。

（3）合谷

位置：将一手拇指和食指自然张开呈"八字形"，用另一手拇指指关节横纹对准张开的虎口边缘，拇指自然按下，指尖所触压的凹陷处。

方法：用拇指指腹按揉合谷穴 30 ～ 50 次，以局部酸胀感为度。

主治：缓解各种乳房胀痛。

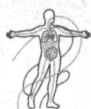

三、产后乳汁不通

（一）中医如何认识产后乳汁不通

产后哺乳期内，产妇乳汁甚少，或无乳可下，称为"缺乳"，又称"乳汁不足""乳汁不行"。早在隋代巢元方《诸病源候论》就列有"产后乳无汁候"，认为其病因系"既产则水血俱下，津液暴竭，经血不足者，故无乳汁也"。宋代陈无择《三因极一病证方论》分虚实论缺乳："产妇有两种乳脉不行，有气血盛而壅闭不行者，有血少气弱涩而不行者。虚当补之，盛当疏之。"张子和《儒门事亲》所说的"妇人有本生无乳者不治，或因啼哭悲怒郁结，气道闭塞，以致乳脉不行"，强调了乳汁不行的原因是气道闭塞。《傅青主女科》论治缺乳着眼于"气血"，通达气血，才是治疗的根本。在正常生理情况下，新产后 3～4 天，乳房开始分泌乳汁，若因某些原因，分娩 1 周后，仍无乳汁分泌，或虽有泌乳但乳汁甚少，则为缺乳症。

产后乳汁不通主要是由乳房壅塞闭阻不畅所致，一般是由气滞、痰湿阻碍，具体如下。

1. 气滞不通

身体里气的顺畅运行对乳汁分泌很关键。如果气在身体里走得不通畅，堵在乳房的位置，就会让乳汁分泌不顺畅。中医讲，女性生完孩子后，情绪特别容易不稳定。情绪波动会影响身体里气的正常运行，让肝脏的疏泄功能出问题，气就会停滞在乳房。这样一来，乳汁分泌就受影响了，乳汁会变少，严重的甚至会完全堵塞，没有乳汁。这类产妇乳汁分泌量会随着情绪变化。心情好的时候，乳汁可能会多一些；心情差的时候，乳汁就明显减少。

2. 痰湿阻络

如果身体里有痰湿，把乳汁排出的通道给堵住了，乳汁就没办法顺畅流出来。痰湿的产生，和身体里津液代谢不正常有关。乳汁的正常生成离不开津液，一旦津液代谢出问题，形成了痰湿，不但会干扰乳汁的正常生成，还会堵塞乳汁排出的路径。有这种情况的产妇，一般体型比较胖，平时还特别爱吃那些油腻、甜腻的食物。

（二）"通"法预防

现在人们工作压力大，运动少。这会导致女性产后乳汁分泌不通畅或者不足，如不引起重视，堵塞严重的会出现急性乳腺炎，既影响大人，又影响孩子。所以，为了保

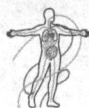

证孩子的"口粮",母亲平时的预防和调养很有必要,只有保证乳汁通畅,才能形成正确的喂养方式。

1. 代茶饮

（1）西瓜子当归茶

组成：西瓜子 60 克，当归 15 克。

制法：加水煎煮，去渣取汁。

服法：代茶饮。

功效：养血通乳。适用于产后缺乳。

（2）黑芝麻茶

组成：黑芝麻 50 克。

制法：将黑芝麻捣碎，加水适量煮汁。

服法：每日 2 ～ 3 次，代茶饮。

功效：补肝肾，润五脏。适用于产后缺乳。

2. 食疗

（1）通乳花生粥

组成：花生 50 克，粳米 100 克，冰糖适量。

制法：花生洗净后捣烂，粳米淘洗净，一同入锅，加水煮成稀粥，至米烂汤稠时，加冰糖稍煮即成。

服法：早、晚餐食用，每日 1 剂，连服 3 ～ 5 日。

功效：健脾养胃，益气通乳。

（2）猪蹄通草粥

组成：猪蹄 2 只，通草 5 克，粳米 100 克，漏芦 15

克，葱白2根，油、盐各少许。

制法：猪蹄洗净，切块。通草、漏芦加水煎汤代水，与猪蹄、粳米煲粥，粥成加葱白、油、盐调味。

服法：分次服食，服至乳多为止。

功效：疏肝理气，通乳。适用于肝郁气滞型产后缺乳。

（3）通肝生乳粥

组成：白术9克，白芍9克，当归9克，麦冬9克，柴胡9克，通草3克，熟地黄12克，远志6克，甘草6克，粳米100克，红糖适量。

制法：上9味中药加水煎煮，去渣取汁，放入洗净的粳米和红糖同煮成稀粥即可。

服法：早、晚餐食用。每日1剂。

功效：疏肝解郁，通络下乳。适用于肝郁气滞型产后缺乳。

（4）鲤鱼汁粥

组成：鲤鱼1尾（重约500克），粳米100克，生姜末少许，葱2根，麻油少许，黄酒数滴，精盐适量。

制法：将活鲤鱼剖肚，去内脏，勿去鱼鳞。将鱼洗净后，以小火煮汤，同时加入生姜末、葱、黄酒，煮至鱼肉脱骨刺为度，去骨刺留汁备用。粳米洗净后煮粥，待粥汁黏稠时，加入鱼汁与精盐，调匀，稍煮片刻即成。食用之前，加入麻油以及精盐调味。

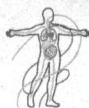

服法：早、晚餐食用。

功效：利水消肿，下乳。适用于产后缺乳。

3. 按摩

先用湿毛巾温拭乳房 5 分钟，再用拇指及食指指腹轻轻按揉，从乳房周围向乳头方向缓慢按摩，每次 5 ～ 10 分钟，每日 2 ～ 3 次。

4. 穴位

（1）膻中穴

位置：两乳头连线的中点。

方法：用拇指指腹按揉膻中穴 30 ～ 50 次，以局部酸胀感为度。

主治：能够缓解各种产后乳汁不通。

（2）乳根穴

位置：乳头直下一横指。

方法：用食、中指的指腹端轻轻揉按此穴。

主治：能够缓解各种产后乳汁不通。

第六节　通阴阳，调失眠

（一）中医如何认识失眠

失眠在中医上叫不寐，《黄帝内经》称为"不得卧""目不瞑""卧不安"。《素问·逆调论》有"胃不和则卧不安"的记载，阐述了睡眠与胃关系密切。医圣张仲景《金匮要略》中提出"虚劳虚烦不得眠""但坐不得眠""喘冒不能卧"等症状。失眠患者可见入睡困难，睡眠质量低，多梦，睡眠时间减少，甚至每晚少于 3 个小时。

中医认为，阳不入阴是失眠的基本病机，是主管神志的心不通所致，具体如下。

1. 饮食不节

脾胃是后天之本，具有消化食物等作用。饮食正常，则不会影响睡眠，就如老百姓常言"吃得好，才能睡得好"。若饮食不干净或不规律，久而久之出现长期胃病，就

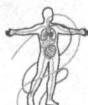

会出现如前面所述的"胃不和则卧不安"。胃不和就容易上扰心神，使其阴阳失调，出现失眠。胃腑以通为用，胃病会以不通为因，故失眠本在于胃，标在于心。此类患者失眠时常伴有胃胀胃痛、烧心反酸等胃脘部症状。

2. 情志不畅

中医认为，肝在我们身体里负责气的运行。如果情绪不好，一会儿生气，一会儿焦虑，肝就没办法正常工作，气就会在身体里堵起来。我们可以把人体想象成一个城市，气、血、津液就像是城市里的交通、供水和供电系统，而肝就像是管理这些系统的指挥中心。如果指挥中心出了问题，整个城市的运行就会乱套。

气堵的时候，就像城市里的交通堵塞了一样，人就容易出现入睡困难、容易醒来的情况，这就是大家常说的"气得睡不着"。

津液堵的时候，就好比供水系统出故障了，水积在一起变成了脏水，也就是痰湿。这些痰湿会干扰我们的心神，让人很难入睡，睡得也不踏实，还老是做梦。

血堵，也就是瘀血，就如同供电线路出了问题，电流不通畅。瘀血会影响心神，让人烦躁不安，难以入睡，还总是做噩梦。

3. 阴阳失衡

如果身体里气血不足，就没办法好好滋养我们的心神，人就容易失眠。像那些劳累过度、大病初愈、刚做完手术的人，还有本身就体质虚弱的人，他们都有一个共同特点，就是气血不足，身体的脏腑功能也比较弱。长此以往，身体的阴阳就会失去平衡。

这类人常常很难入睡，躺在床上，脑子就开始胡思乱想，根本控制不住，就算是好不容易睡着了，也很容易醒，醒来之后很难再睡着，一晚上翻来覆去特别难受。

（二）"通"法预防

有些失眠病程较短，有些较长，但患者较为痛苦，严重者可伴有焦虑、抑郁等精神方面的问题，给患者及其家庭带来诸多烦恼，所以，平时的预防和调养是有必要的。失眠的病机为阴阳不通。通调阴阳，才能够让人睡得好。

1. 余音绕梁，闻声自眠

中医讲五音入五脏，角、徵、宫、商、羽分别对应肝、心、脾、肺、肾。其目的为通过舒缓的音乐达到安神的效果。

（1）宁心音乐：用于心神不宁导致的失眠。患者一般伴有心烦意乱、思虑过多等症状，代表音乐如《紫竹调》《步步高》《喜洋洋》《山居吟》《文王操》等。这些曲目都是以徵音为主，可养心安神。

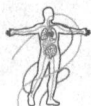

（2）疏肝音乐：用于情志不调导致的失眠。患者伴有情绪易急、烦躁不得眠等症状，代表音乐如《胡笳十八拍》《春风得意》《江南》《丝竹乐》《姑苏行》《江南好》等。这些曲目都是以角音为主，可解郁安神。

（3）健脾音乐：用于饮食不节导致的失眠。患者伴有胃胀胃痛、烧心反酸等症状，代表音乐如《春江花月夜》《塞上曲》《月光奏鸣曲》《十面埋伏》等。

（4）补肾音乐：用于心肾不交导致的失眠。患者伴有面色晦暗、腰膝酸软等症状，代表音乐如《梅花三弄》《梁山伯与祝英台》《二泉映月》《平沙落雁》等。这些曲目都是以羽音为主，可滋肾安神。

2. 沁人心脾，冥冥入眠

香薰疗法在我国历史悠久。中医有鼻窍通脑之说，脑为元神之府，心为神之体，脑为神之用。失眠病位在心，鼻可与心脑相通，故可以通过吸嗅等鼻腔给药的方式进行香薰治疗。

制法：以下药物捣碎后放入香囊袋中，即可。可随身佩戴，或者睡前放于床头。

（1）安神助眠香囊：酸枣仁15克，茯神10克，远志10克，合欢花10克，玫瑰花10克，夜交藤10克，琥珀2克，生白术10克。

（2）疏肝安神香囊：玫瑰花20克，合欢花20克，檀香 10 克，甘松 5 克，薰衣草 15 克，石菖蒲 10 克，冰片 3 克，薄荷 20 克。

（3）宁心安神香囊：合欢花 30 克，干柠檬 15 克，远志 10 克，金盏菊 15 克，百合花 20 克。

（4）和胃安神香囊：砂仁 10 克，柏子仁 15 克，白芍 20 克，合欢皮 20 克，薰衣草 15 克，远志 10 克。

3.浴足天下，安眠自得

中药足浴是中医外治的一种，通过熏蒸小腿，刺激足部穴位，促进血液循环，调和气血，疏通经络，从而调节人体阴阳平衡，可帮以助眠。

制法：以下配方药物放入足浴盆中加入 2 升开水浸泡，待水温到达 40 ～ 50℃时放入双足即可，足浴时间一般在 10 ～ 15 分钟，以微微汗出为宜。

（1）疏肝安神泡脚方：柴胡 6 克，黄芩 6 克，法半夏 6 克，党参 6 克，炙甘草 6 克，茯苓 30 克，煅龙骨 30 克，煅牡蛎 30 克，珍珠母 30 克，桂枝 6 克，郁金 6 克，远志 6 克，香附 6 克，生地黄 6 克，制何首乌 6 克。

（2）宁心安神泡脚方：生地黄 20 克，当归 15 克，柏子仁 20 克，夜交藤 20 克，炒酸枣仁 20 克，灵磁石 30 克，肉桂 15 克，龙骨 20 克，远志 20 克，甘草 6 克。

（3）交通心肾泡脚方：当归 10 克，丹参 10 克，熟地黄 10 克，黄连 10 克，麦冬 20 克，酸枣仁 30 克，柏子仁

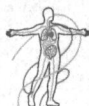

10 克，夜交藤 15 克。

4. 食可入眠

（1）酸枣仁粥

组成：酸枣仁末 15 克，粳米 100 克。

制法：先以粳米煮粥，临熟，下酸枣仁末再煮，至熟即可。

服法：日服 2 次。

功效：宁心安神。适用于情绪不畅导致的失眠。

（2）小米枣仁粥

组成：小米 100 克，酸枣仁末 15 克，蜂蜜 30 克。

制法：小米煮粥，待熟，入酸枣仁末，搅匀。

服法：食用时，加蜂蜜，日服 2 次。

功效：补脾润燥，宁心安神。适用于脾胃不适导致的失眠。

（3）养心粥

组成：红枣 5 枚，莲子 20 克，桂圆 10 个，山药 15 克，粳米 100 克。

制法：将红枣、莲子、桂圆、山药、粳米洗净，同煮至烂熟放温服用。

服法：可经常随量吃。

功效：养血安神，健脾养心。适用体虚导致的失眠。

5. 一点灵犀助安眠

（1）百会穴

位置：两耳对折，耳尖的连线与人体正中线交点处。

方法：用拇指指腹按揉百会穴 10 分钟，以局部酸胀感为度。

主治：能够缓解各种失眠。

（2）安眠穴

位置：耳垂后凹陷（翳风穴）和后发际凹陷（风池穴），两点连线中点即是。

方法：用指端按揉安眠穴 2 分钟，以局部皮肤潮红为度。

主治：能够缓解各种失眠。

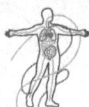

第七节　畅通水液代谢，预防糖尿病

（一）中医如何认识糖尿病

糖尿病属中医"消渴"范畴，中医古籍对消渴有较多记述。消渴病名，最早出自《黄帝内经》。如《素问·奇病论》说："此人必数食甘美而多肥也，肥者令人内热，甘者令人中满，故其气上溢，转为消渴。"《古今录验》论消渴病有三："一渴而饮水多，小便数，无脂似麸片甜者，皆是消渴病也；二吃食多，不甚渴，小便少，似有油而数者，此是消中病也；三渴饮水不能多，但腿肿脚先瘦小，阴痿弱，数小便者，此是肾消病也，特忌房劳。"其中，三多一少的症状与西医学的糖尿病极为相符。

《黄帝内经》叙述中医的水液代谢非常详细，例如"饮入于胃，游溢精气，上输于脾，脾气散精，上归于肺，通调水道，下输膀胱。水精四布，五经并行，合于四时五脏阴阳，揆度以为常也"。中医认为消渴病是津液亏损，水液代谢不畅导致的，那么是由什么引起的呢？具体如下。

1. 痰湿阻滞

有些人长期吃大鱼大肉、喝很多酒，还总吃那些油腻、甜腻的食物，这样的饮食习惯很容易把脾胃"累坏"。胃的作用是把食物初步消化，脾则负责把食物里的营养和水分运输到全身。如果脾胃功能因为不良饮食受损，津液就没办法正常分布和流动，在身体里慢慢就变成了痰湿。这类人通常体型肥胖，平时胃口很好，吃得多，还总觉得口渴，怎么喝水都不解渴。

2. 情志失调

如果长期被强烈的情绪困扰，比如一直处于焦虑、抑郁、愤怒的状态，就会让肝气郁结，使肝没办法正常疏泄。时间长了，郁积的肝气就会转化为火，这股火会消耗肺和胃里的阴津，从而引发消渴。

肺在我们身体里，就像是一个控制水流的源头，负责把津液输送到全身。一旦肝气郁结，气的运行不顺畅，就会损伤肺里的脉络，使肺的脉络堵塞不通。这样一来，津液就没办法正常输送，人就会出现口渴、总想喝水的症状。这类患者往往情绪起伏很大，很难保持稳定。

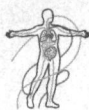

（二）"通"法预防

糖尿病是一种慢性疾病，是"富贵病"，但是伴随的并发症有很多，严重影响正常生活，所以平时预防和调养是很有必要的。

1. 慢走

慢走可以加快新陈代谢，促进体内津液输布，有助于血糖的降低。

2. 边吃边通边预防

（1）小米粳米紫薯饭（215千卡）

组成：小米20克，粳米30克，紫薯50克。

制法：将小米和粳米淘洗干净；紫薯去皮洗净，切成小块。将所有材料放入锅内，加入适量清水煮熟即可。

功效：清热生津。防止餐后血糖骤升。

（2）西芹炒百合（50千卡）

组成：西芹100克，鲜百合20克，胡萝卜30克，盐、食用油各适量。

制法：西芹摘叶、洗净切段；百合洗净掰开；胡萝卜洗净切丝。锅内加少许油烧热，下入西芹、百合、胡萝卜翻炒至熟，调入盐即可。

功效：排毒清热，生津润肺。

（3）百合荸荠豆浆（40千卡）

组成：鲜百合20克，荸荠100克，黄豆30克。

制法：将百合洗净，荸荠洗净去皮切块备用。黄豆用清水浸泡1小时。所有材料放入豆浆机中，加适量水打成豆浆。此为双人份。

功效：清热生津，健胃。

（4）燕麦枸杞饭（293千卡）

组成：燕麦10克，粳米30克，枸杞子10克。

制法：将燕麦和粳米用清水淘洗干净，浸泡半小时；枸杞子洗净，用清水浸泡待用。将燕麦和粳米倒入锅中，加入适量清水，煮至黏稠，下入枸杞子，煮至饭成。

功效：降压，稳定血糖。

（5）牛奶西蓝花（87千卡）

组成：西蓝花300克，牛奶100毫升，盐适量。

制法：将西蓝花择洗干净，撕成小块，入沸水中焯1分钟，捞出过凉。将牛奶倒入锅内，中火烧开，下入西蓝花略煮，调入盐即可。

功效：稳定血糖。

3.按"通"穴位，预防糖尿病

（1）涌泉穴

位置：位于足底部，卷足时足前凹陷处，约在足底第2、3趾缝纹头端与足跟连线的前1/3与后2/3交点处。

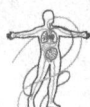

方法：临睡之前先用热水泡脚，水温以 38 ~ 40℃为宜。泡洗 10 分钟，擦干后再将双手互相搓热，左腿盘放在右膝上，用右手掌搓擦涌泉穴 36 下，再将右腿平放左膝上，用左手掌搓擦涌泉穴 36 下，再屈伸双脚趾数次，静坐片刻即可。

主治：可预防糖尿病足。

（2）足三里穴

位置：位于外膝眼下 4 横指，距胫骨前缘 1 横指处。

方法：用拇指按、揉压、推揉、重拨，直到产生痛感。

主治：长期按摩可以预防血糖升高。

（3）三阴交穴

位置：位于小腿内侧，当足内踝尖上 3 寸，胫骨内侧缘后方。

方法：用拇指按揉片刻，再慢慢放开，重复 5 次。

主治：长期按摩可以预防血糖升高。

（4）然谷穴

位置：位于足内侧，足舟骨粗隆下方，赤白肉际处。

方法：每日晚上洗完脚用拇指用力点揉，直到有明显的酸胀感为止。

主治：预防糖尿病足。

（5）血海穴

位置：位于髌底内侧端上约 2 寸。

方法:按摩时屈膝，手掌掌心朝下，指尖指向大腿，按在髌骨上，拇指放在大腿内侧血海穴处按揉3～5分钟，以局部酸胀为宜。

主治:长期按摩可以预防血糖升高。